반드시 알아야 할 노인건강 생활 1
활기찬 노년을 만드는
전신마사지

육조영

한국체육대학교 체육학과를 졸업하고 동 대학원에서 석사학위와 박사학위를 취득하였다. 주요 경력으로는 서울복지대학원대학교 교수, 연변대학교 겸직교수, 일본국립고지대학 객원교수, 한국스포츠인재개발원 이사장을 역임하였다. 주요 연구로는「운동 후 마사지가 면역세포와 혈액세포에 미치는 영향」등 150여 편의 논문을 발표하였으며 저서로는 자신이 개발한 『Body Action Therapy』등 60여 권의 저서를 집필하였다. 현재는 국립 한국체육대학교에서 사회체육학과 교수와 생활체육대학 학장으로 재직하고 있다. 사회활동으로는 한·중·일 교육과정연구회 연구위원, 한국연구재단 선정평가 심사위원, 국정교과서 집필위원, 세계레크리에이션 교육협회 집행위원장으로 활동하고 있다.

반드시 알아야 할 노인건강 생활 1
활기찬 노년을 만드는 전신마사지

초판발행 2015년 7월 20일

지 은 이	육조영
펴 낸 이	최종숙
펴 낸 곳	글누림출판사
진 행	이태곤
디 자 인	안혜진
편 집	이홍주 권분옥 이소희 문선희 오정대 박지인
마 케 팅	박태훈 안현진
주 소	서울시 서초구 동광로 46길 6-6(반포4동 577-25) 문창빌딩 2층(137-807)
전 화	02-3409-2055(대표), 2058(영업)
팩 스	02-3409-2059
전자메일	nurim3888@hanmail.net
홈페이지	www.geulnurim.com
등록번호	제303-2005-000038호(2005. 10. 5)

정가 20,000원
ISBN 978-89-6327-297-9 14510
　　　978-89-6327-296-2 (세트)

출력·인쇄 성환 C&P 용지·에스에이치페이퍼 제책·동신제책

*이 책의 판권은 저작권자와 글누림출판사에 있습니다. 서면 동의 없는 무단 전재 및 복제를 금합니다.
*잘못된 책은 바꿔드립니다.
*이 도서의 국립중앙도서관 출판예정도서목록(CIP)은 서지정보유통지원시스템 홈페이지(http://seoji.nl.go.kr)와 국가자료공동목록시스템(http://www.nl.go.kr/kolisnet)에서 이용하실 수 있습니다.(CIP제어번호: CIP2015018158)

ⓒ 글누림출판사, 2015. Printed in Seoul, Korea

*이 저서는 2014학년도 한국체육대학교 특성화 역량강화사업의 지원을 받아 수행된 저서(연구)임
This work was supported by Korea National Sport University in 2014

반드시 알아야 할 노인건강 생활 ①

활기찬 노년을 만드는
전신마사지

육조영 지음

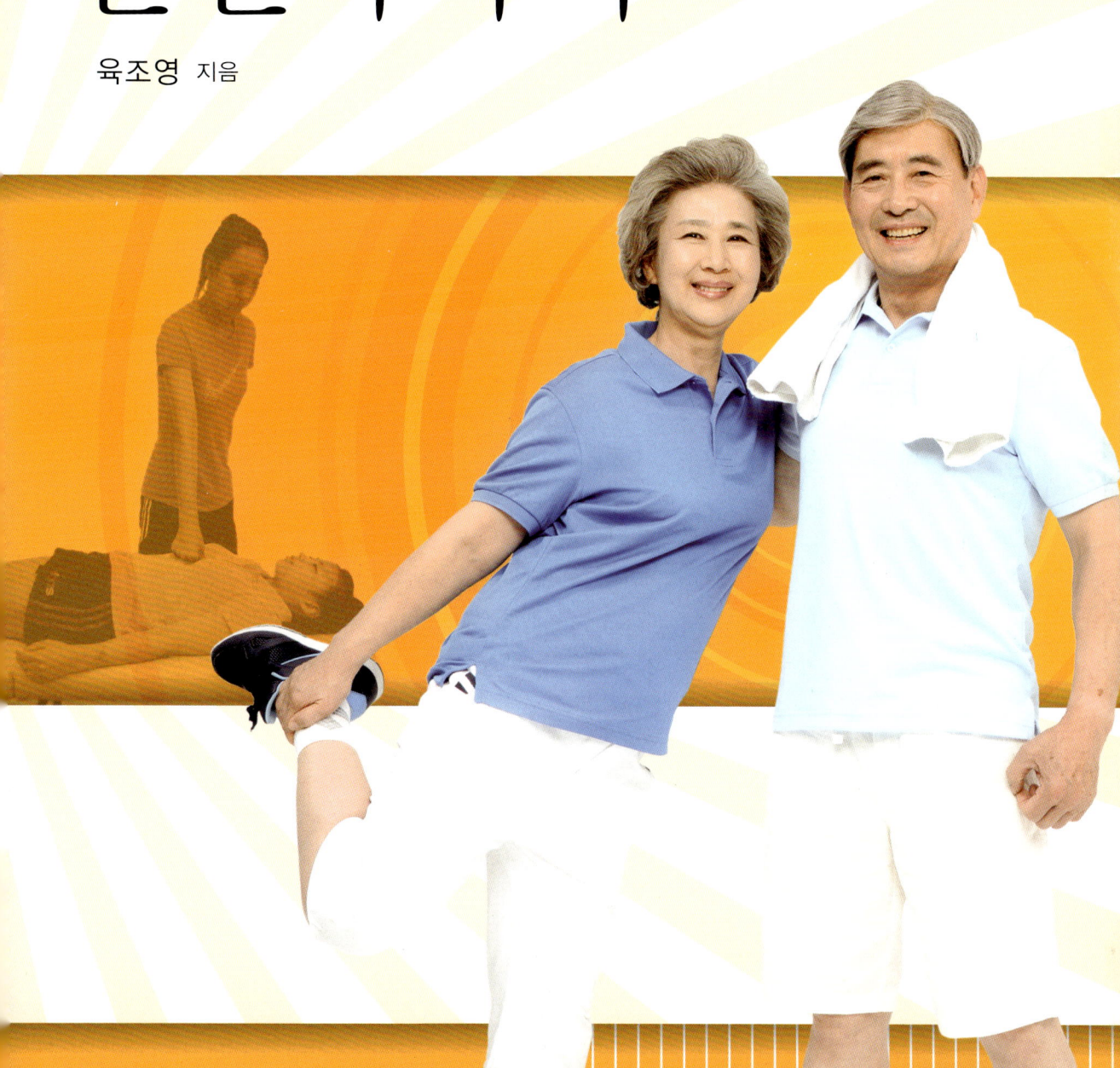

머리말

노년의 삶은 특히 삶의 질이 중요하다. 건강하지 않다면 노년은 결코 행복하지 않다. 그런 만큼 노년의 삶에서 건강은 남은 생을 활기차고 풍요롭게 만드는 핵심적인 요소에 해당한다.

인간의 노화는 20대 후반부터 시작되지만 노화의 구체적인 징표는 50대 초중반 갱년기를 거치면서 급속도로 진행된다. 활기찬 노년을 보내려면, 50대부터 건강을 가꾸는 생활습관을 갖지 않으면 안 된다. 건강 역시 10대의 건강이 20대의 삶의 질을 좌우하고, 20대의 삶이 30대의 건강을 좌우하며, 50대가 60대, 70대의 건강을 좌우하는 평범하지만 지나칠 수 없는 계기적 원리를 가지고 있다.

인체는 오장육부의 기관들이 유기적으로 연계되어 있는 하나의 우주라는 것이 동양문화의 오랜 관점이다. 이 관점은 서양의 외과적 시술의 차원에서는 추상적으로 보일지 모른다. 하지만 최근 의학의 획기적인 발달과 함께 인체의 우주론적 차원, 곧 인체가 하나의 소우주라는 인식은 재발견되기에 이르렀다.

인체 전반에 퍼져 있는 혈의 위치는 오랜 경험에서 만들어진 신비로운 자기치유의 증거에 해당한다. 이른바 경혈의 특효점은 고대 중국으로부터 내려온 경험방의 값진 소산이지만 그것이 근대의학의 도입과 함께 잊혀진 유산으로 주변화되면서 폄하되거나 미신으로까지 오해받은 것이 지난날의 오해였다. 그러던 중 최근 서구의 명성 자자한 의학대학에서 경혈의 존재를 감지한 것은 60년대 중반 이후 중국의술을 체험한 소수의 의학연구가에 의해서인데, 이들은 이미 부분마취와 심리안정에까지 침술을 도입하고 있는 실정이다.

마사지 또한 변방의 여가문화로 취급되어온 부정적인 편견이 많지만 고대 이집트로 소급될 만큼 오랜 역사를 가진 잊혀진 의술의 한 분야이다. 경혈의 자극을 통해 신체의 치유력을 제고하는 효과의 입증은 우리 사회에서 그다지 오래되지는 않았다. 하지만 곳곳에 개점되는 마사지샵을 보면 그 효과는 이미 입소문의 수준을 훨씬 넘어서고 있다고 할 만하다.

이 책은 바로 이 같은 추세 속에 있는 마사지에 대한 관심을 노년의 삶의 질과 연계시켜 제시해 보고자 했다. 노년에 접어들면 의료비가 폭발적으로 증가하면서 삶의 질은 현저하게 떨어진다. 이런 상황을 선제적으로 대응하려면 자신을 포함해서 가장 가까운 지인들과 손쉽게 수행할 수 있는 마사지요법에 대한 이해와 실천이 필요하다고 보았다.

마사지의 가장 큰 효과는 체온을 높여 면역력을 높일 수 있다는 점이다. 뿐만 아니라 마사지는 두통과 천식, 감기와 신경마비, 불면과 신경통 같은 노인성 질환에 손쉽게 대응할 수 있다는 점에서 각광받고 있다.

이 책은, 그런 만큼 인체에 대한 이해를 통해 질환에 효과적인 경혈을 알아보고, 노인성 질환에 잘 어울리는 마사지요법을 소개 제시함으로써 질환의 증상 완화를 돕는 안내서가 되고자 했다.

이 책은 크게 두 개의 장으로 구성되어 있다. 1장에서는 정확한 혈위를 익혀 마사지를 시술할 수 있는 기본을 익히고, 2장에서는 일반 질환에서부터 노인성 질환에 이르는 증상을 완화시키거나 개선할 수 있는 마사지 시술법을 그림을 통해 상세하게 안내하고자 했다.

저자는 독자 제위께서 자신의 몸과 가까운 지인들의 간단한 질환을 마사지로 개선할 수 있다는 믿음을 가졌으면 하는 소박한 바람에서 이 책을 구상하고 기술했다. 자가요법을 익혀 위중하지만 않다면 간단한 증상을 스스로 치유하는 신체의 복원력을 발휘하는 하나의 방법으로 마사지요법이 매우 유용하다는 게 저자의 입장이다.

독자 여러분은 이 책에서 보고 익힌 마사지요법으로 자신과 주변 지인의 신체 복원력을 높이며 건강하고 행복한 사회를 만들어주기를 바랄 뿐이다.

2015년 여름을 보내는 좋은 시절에
저자 육조영

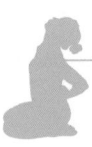

머리말 | 04

인체의 경혈 | 09

마사지의 인체 효과 | 24

Section 1 마사지 준비-혈위 익히기

01 전신 혈위 익히기 • 36
02 혈위의 분류 • 36
03 혈위의 명명 • 37
04 혈위의 마사지 기능 • 37
05 마사지 시술 시 상용 자세 • 38
06 효과적인 마사지 시술 용품 • 41
07 마사지 적응증상 • 42
08 내과질환 • 42
09 소아과, 오관과 등 질환 • 42
10 외과질환 • 42
11 긴급구조 • 42
12 혈위마사지 테크닉 • 43

Section 2   일반 질환을 개선해 주는 전신마사지

01 두통 • 46
02 천식 • 48
03 감기 • 52
04 안면신경마비 • 57
05 불면 • 62
06 고혈압 • 68
07 관상동맥경화증 • 73
08 고지혈 • 76
09 당뇨병 • 80
10 만성위염 • 86
11 위하수 • 90
12 딸꾹질 • 95
13 만성간염 • 98
14 위장질환 • 102
15 설사 • 106
16 변비 • 110
17 반신불수 • 115
18 빈혈 • 117
19 갱년기 합병증 • 120
20 발기부전 • 125
21 전립선질환 • 130
22 시력보호혈 • 134
23 치통 • 138
24 만성비염 • 143
25 인후부종통증 • 148
26 낙침 • 152
27 경추질환 • 156
28 견관절주위염(오십견) • 160
29 테니스엘보 • 165
30 늑간신경통 • 167
31 요통 • 170
32 좌골신경통 • 175
33 관절염 • 180
34 발목관절 염좌 • 184
35 발 뒤꿈치 통증 • 188
36 협심증 • 191
37 열사병 • 194
38 소퇴경련 • 198

참고문헌 • 202

인체의 경혈(1)

양자혈

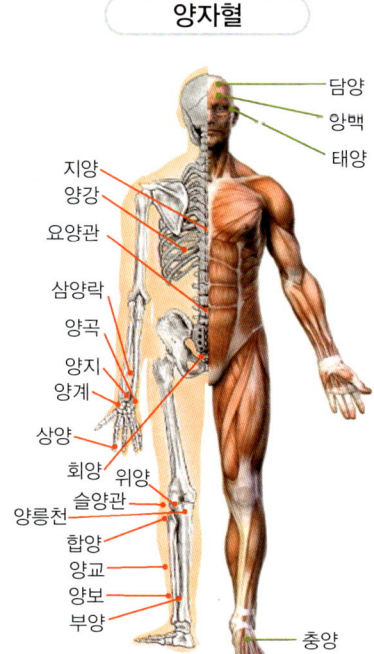

천자혈

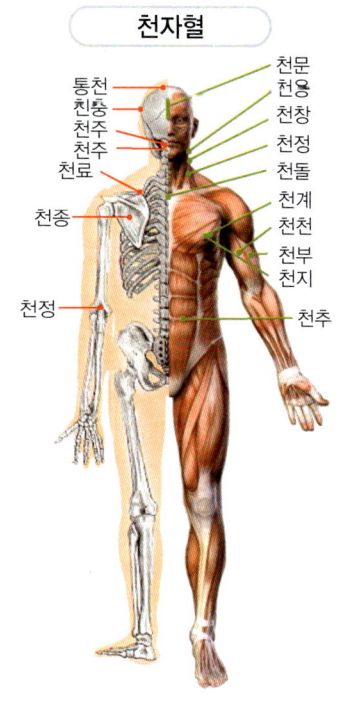

일월성구혈

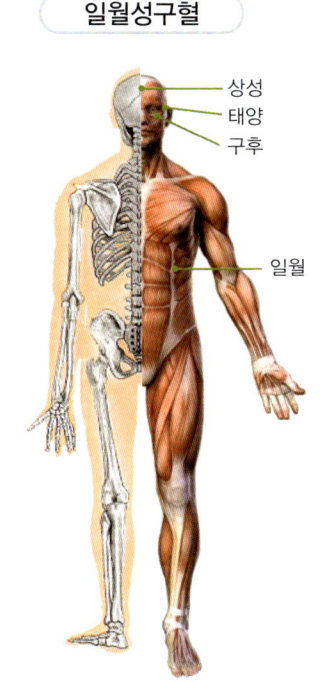

풍자혈

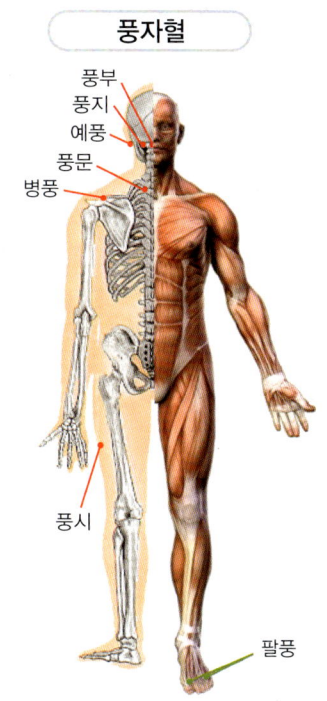

육조영(2013)

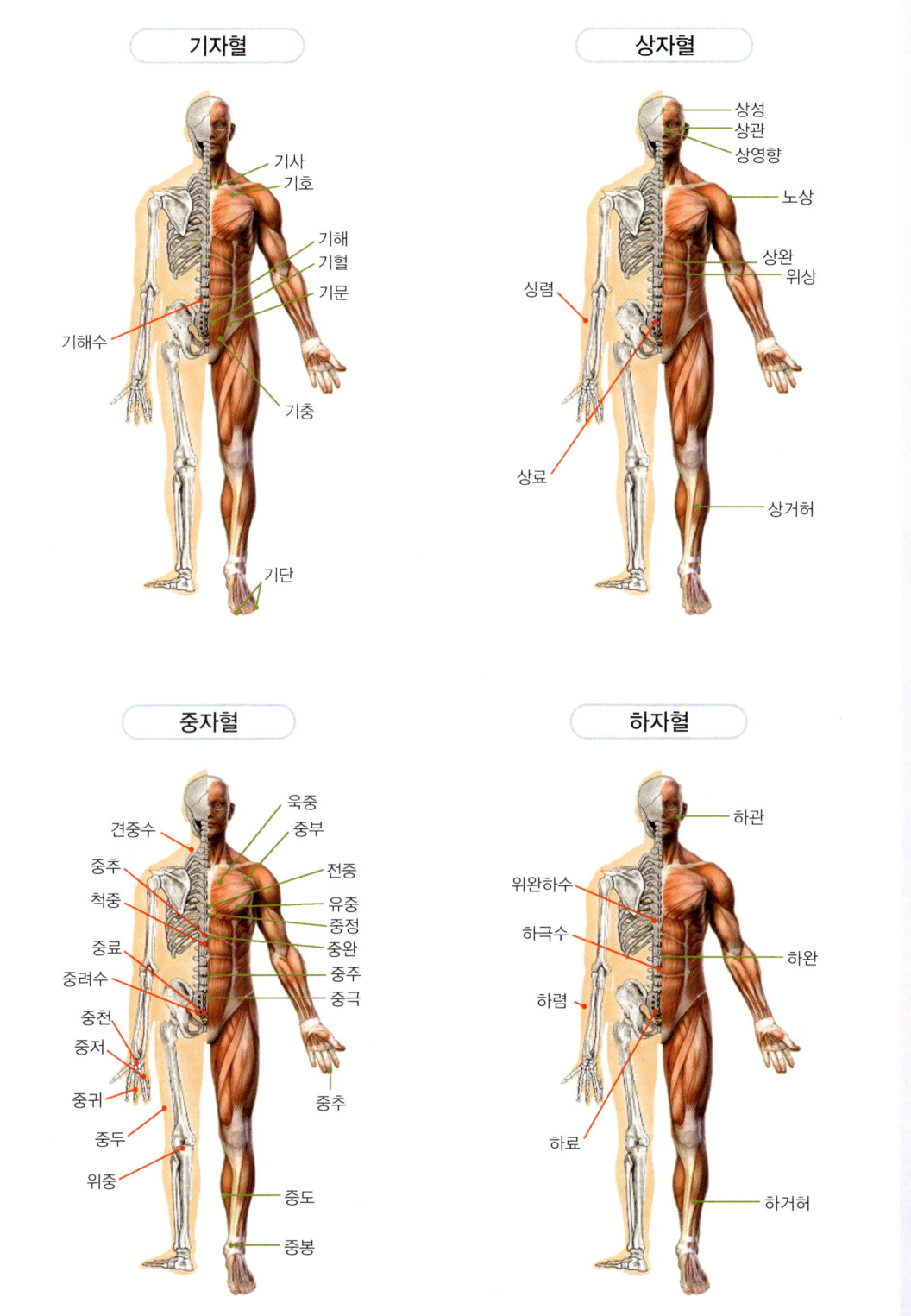

인체의 경혈(3)

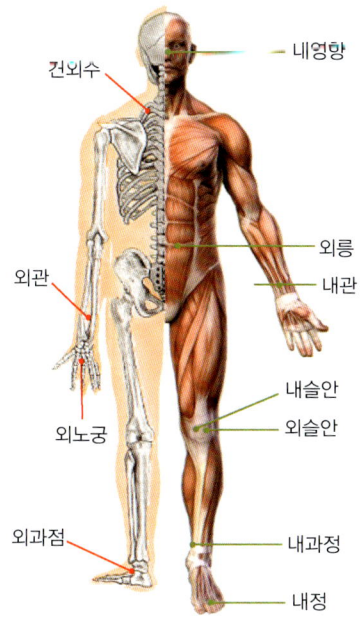
내, 외자혈

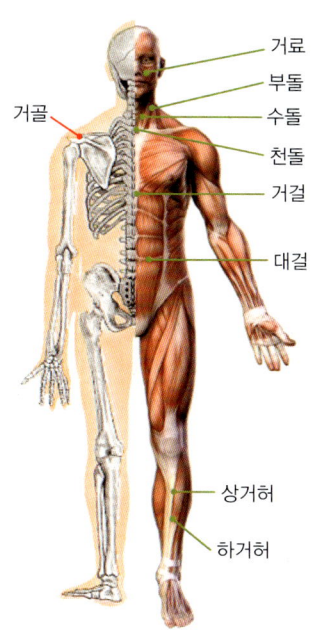
거, 돌자혈

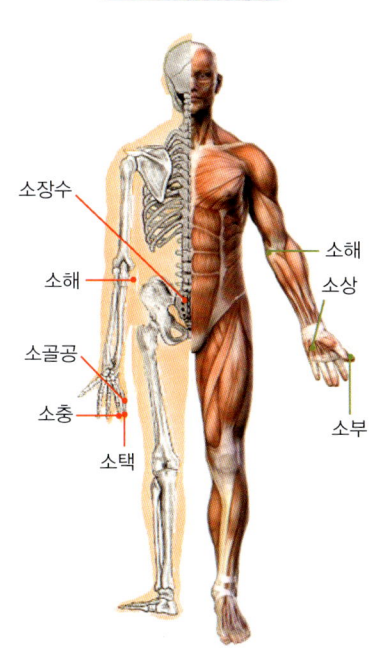
소, 소자혈

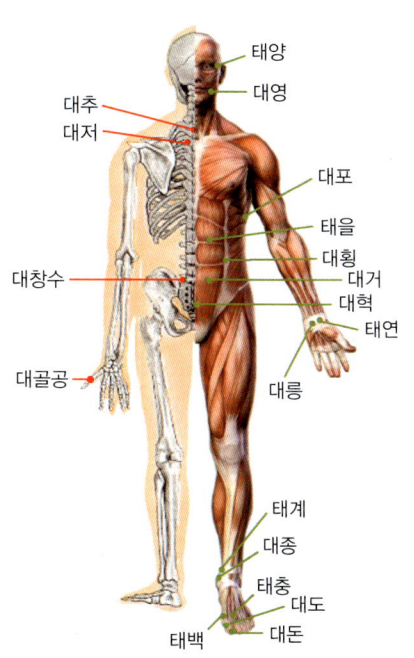
태, 대자혈

육조영(2013)

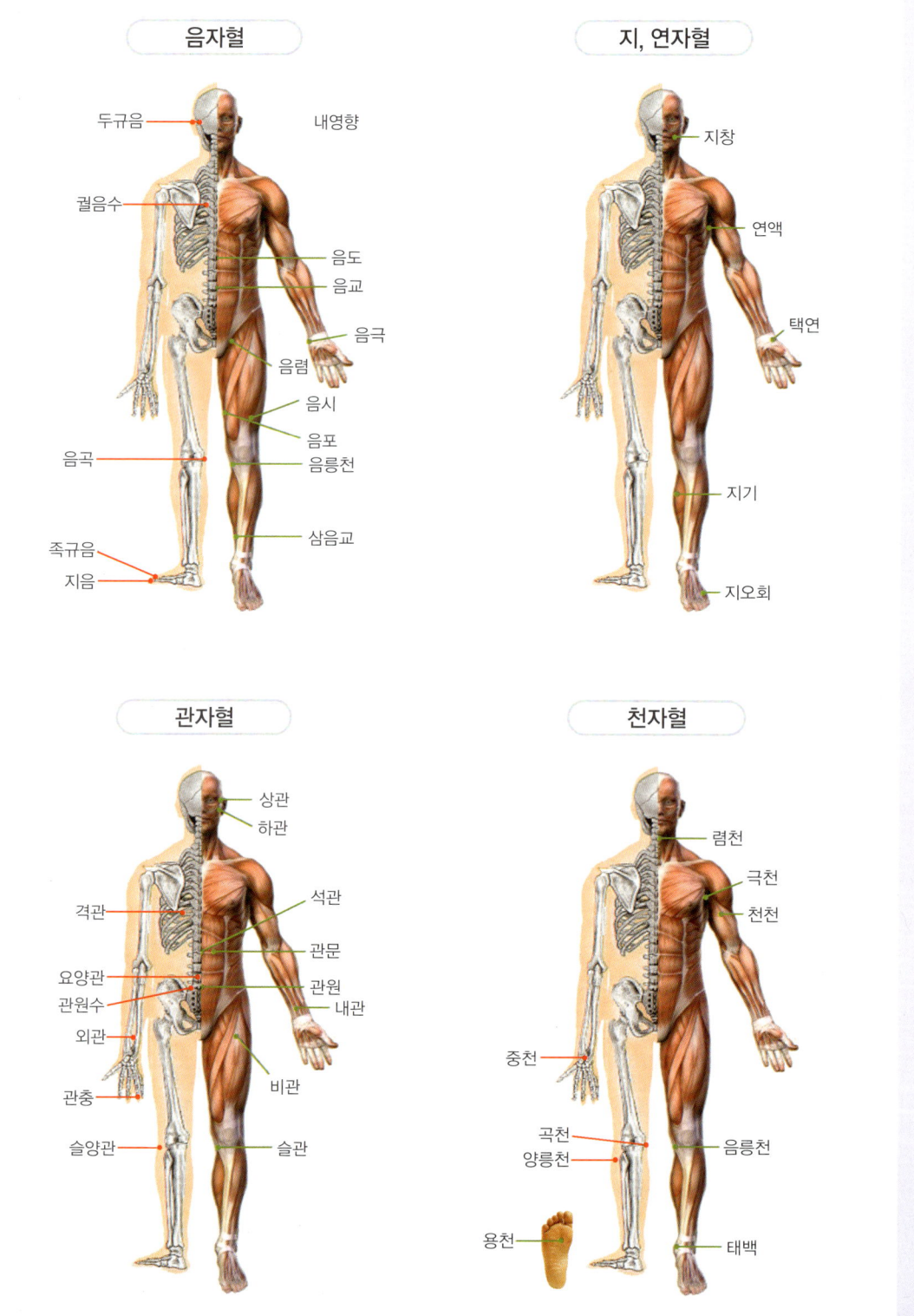

인체의 경혈(5)

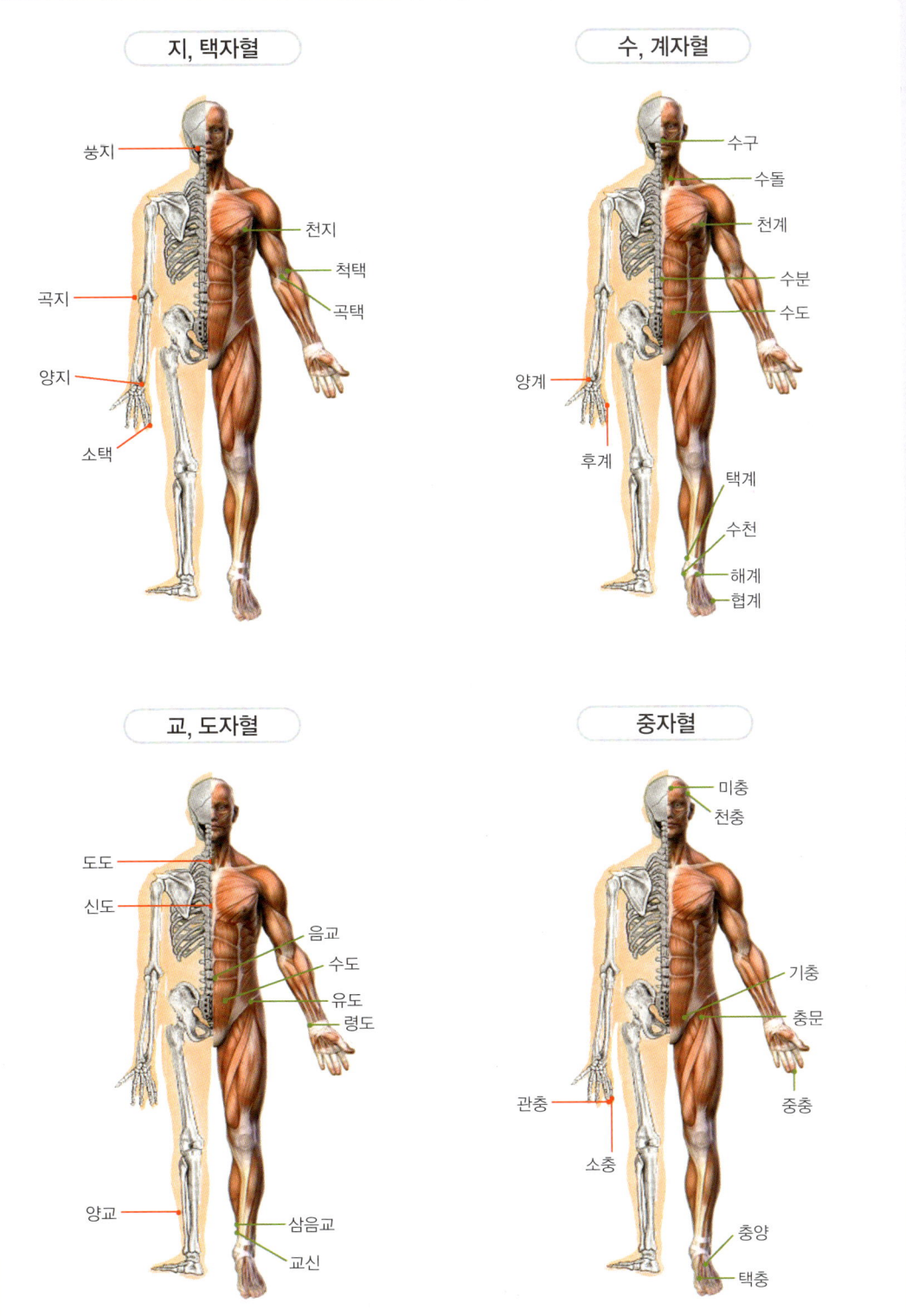

육조영(2013)

인체의 경혈(6)

구, 릉자혈
- 외릉
- 대릉
- 량구
- 음릉천
- 양릉천
- 외구
- 구허
- 상구

곡자혈
- 솔곡
- 복통곡
- 양곡
- 합곡
- 전곡
- 음곡
- 루곡
- 연곡
- 족통곡
- 함곡

동물자혈
- 찬죽
- 사죽공
- 구화료
- 지창
- 복통곡
- 식두
- 량문
- 기문
- 량구
- 누곡

문자혈
- 어요
- 아문
- 풍문
- 혼문
- 명문
- 황문
- 경문
- 구미
- 액문
- 은문
- 어제
- 복토
- 백충와
- 학정
- 독비
- 여구
- 금문

육조영(2013)

인체의 경혈(7)

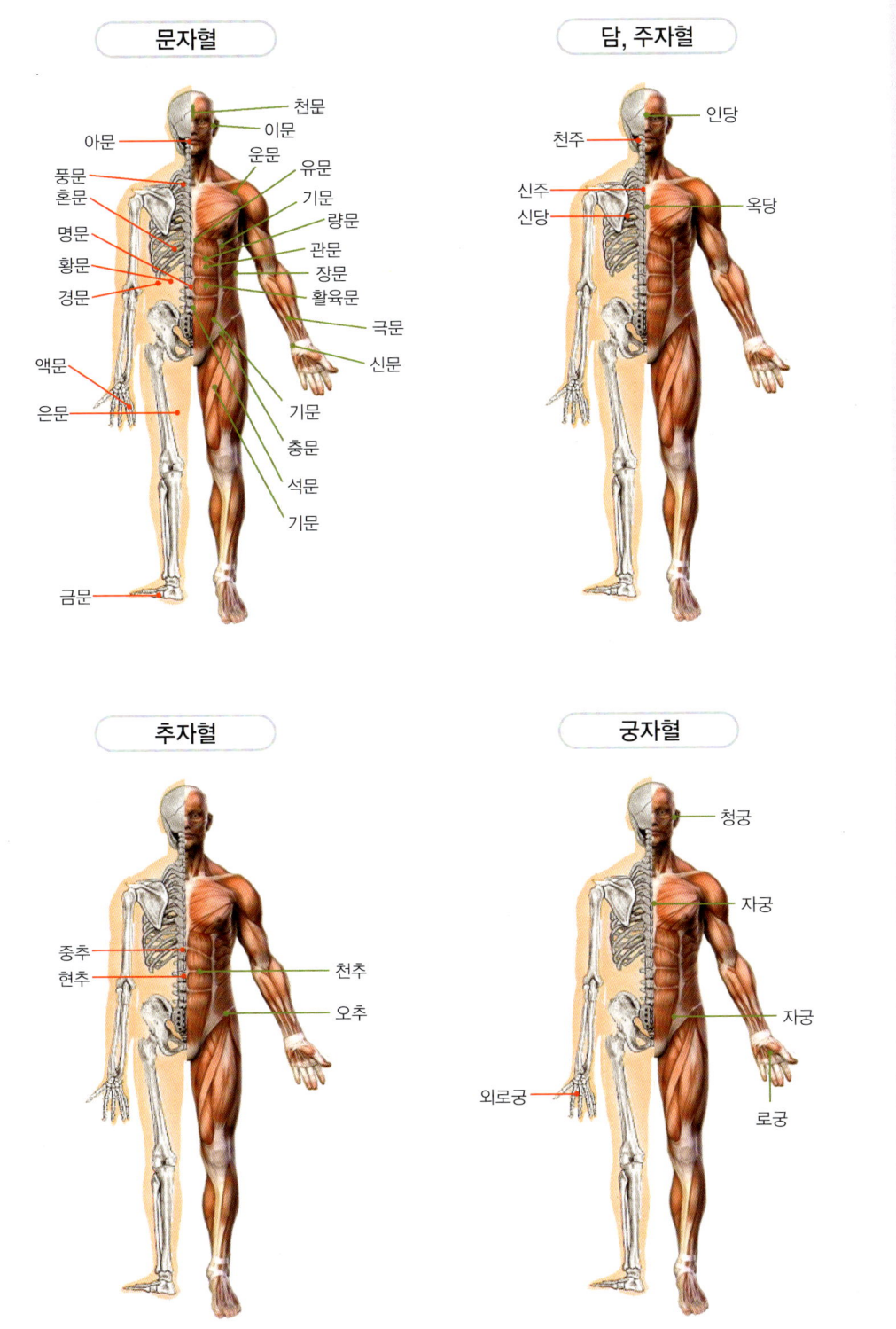

육조영(2013)

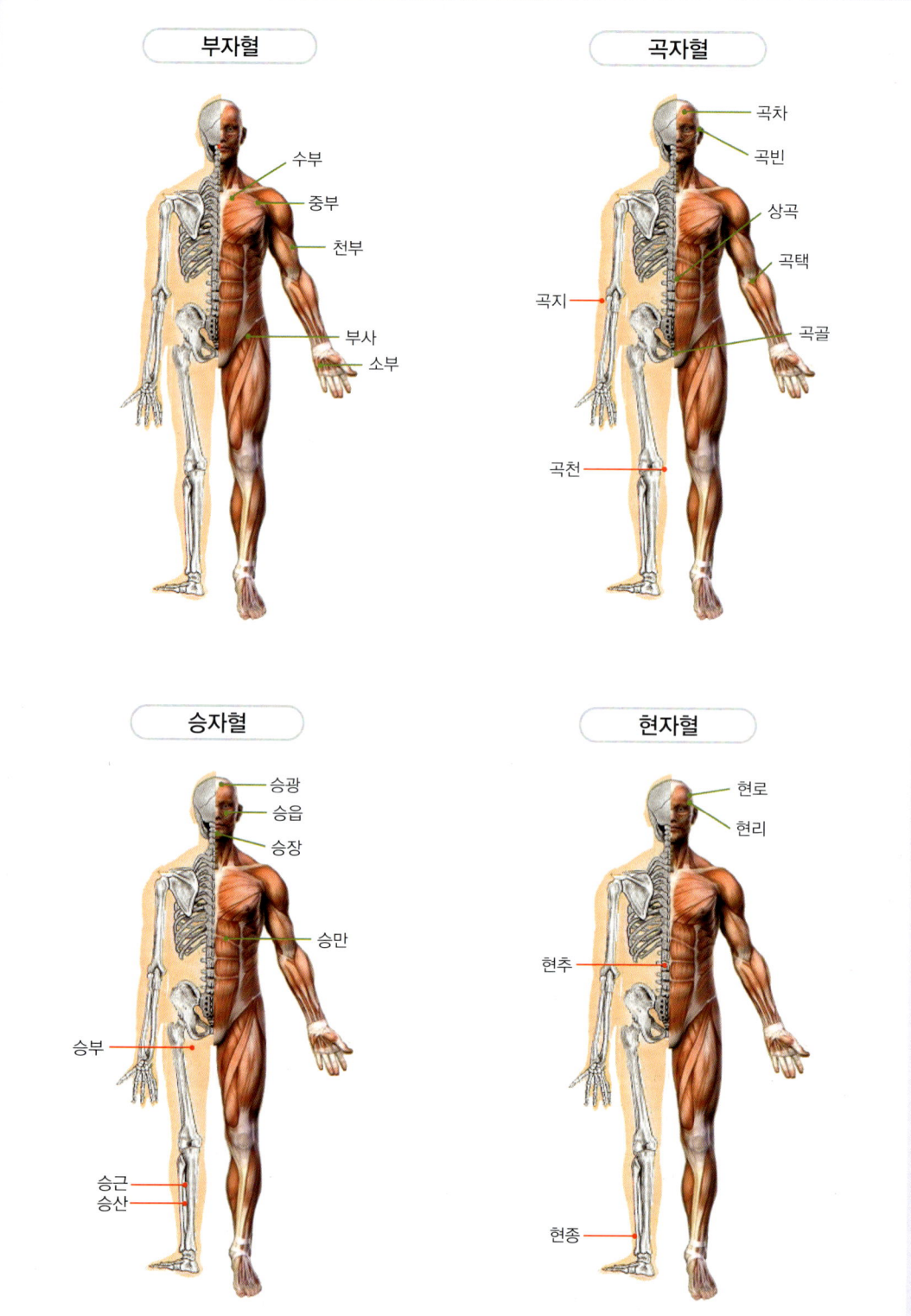

인체의 경혈(9)

정자혈
- 신정
- 중정

간자혈
- 강간
- 신당
- 간사
- 삼간
- 이간
- 행간

궐자혈
- 거궐
- 신궐

정, 창자혈
- 목창
- 견정
- 천창
- 안창
- 천정

육조영(2013)

인체의 경혈(10)

회자혈
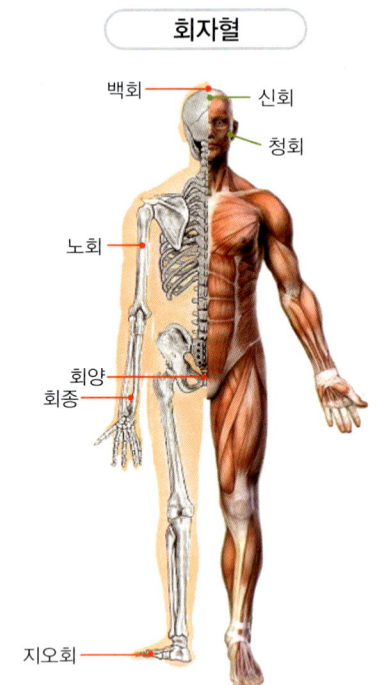

견, 요자혈
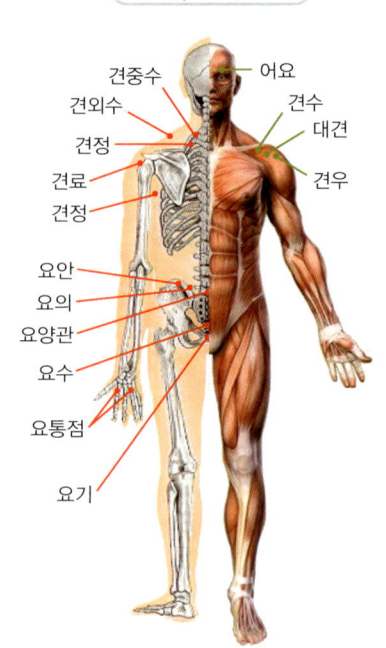

읍, 영자혈
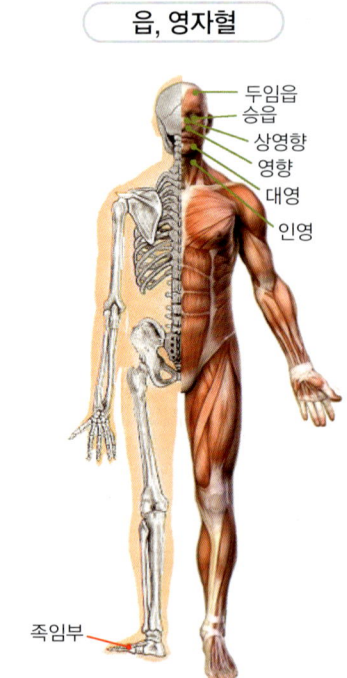

맥자혈
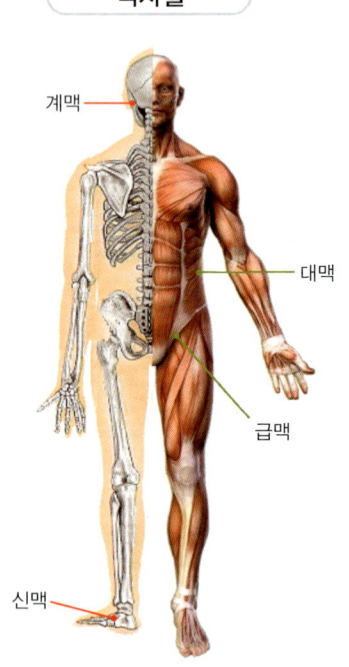

육조영(2013)

인체의 경혈(11)

령자혈
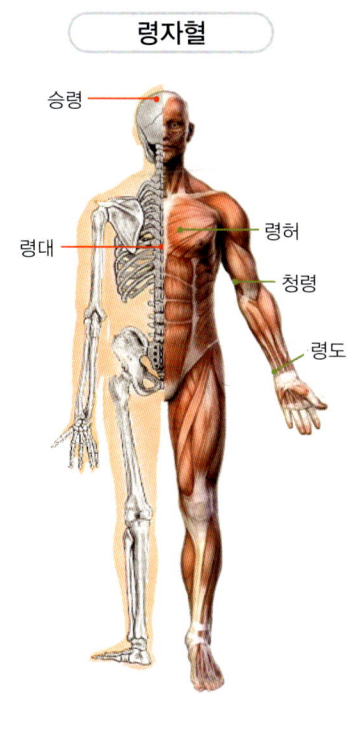

상, 석자혈
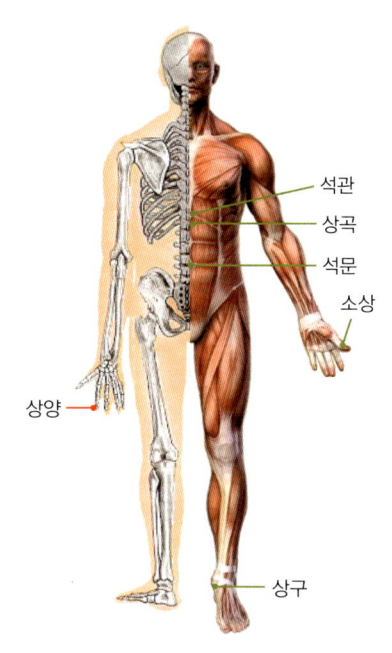

백자혈
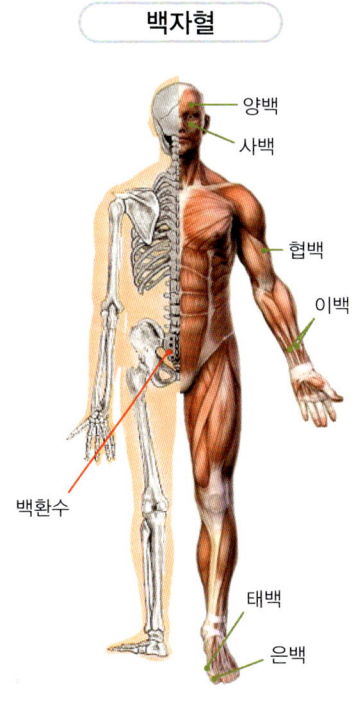

신자혈
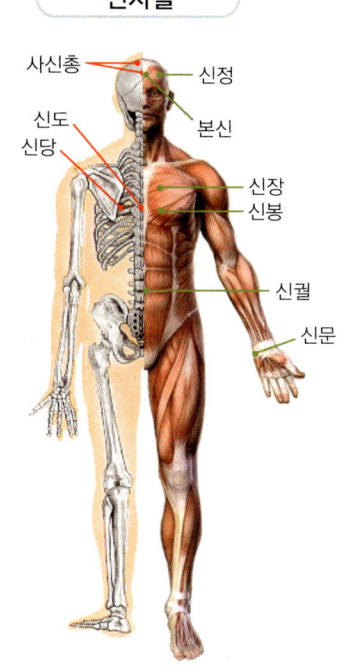

육조영(2013)

인체의 경혈(12)

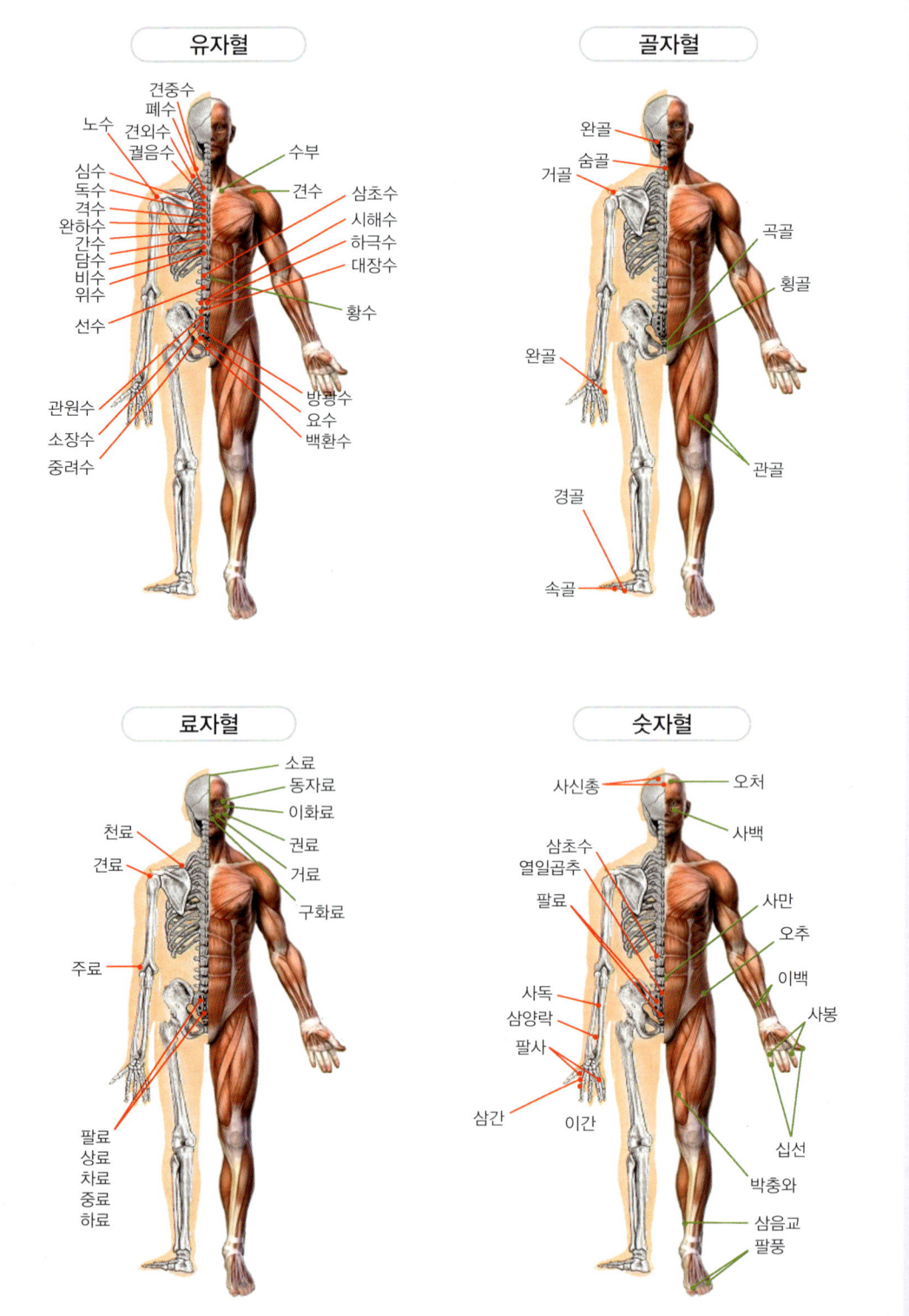

육조영(2013)

인체의 경혈(13)

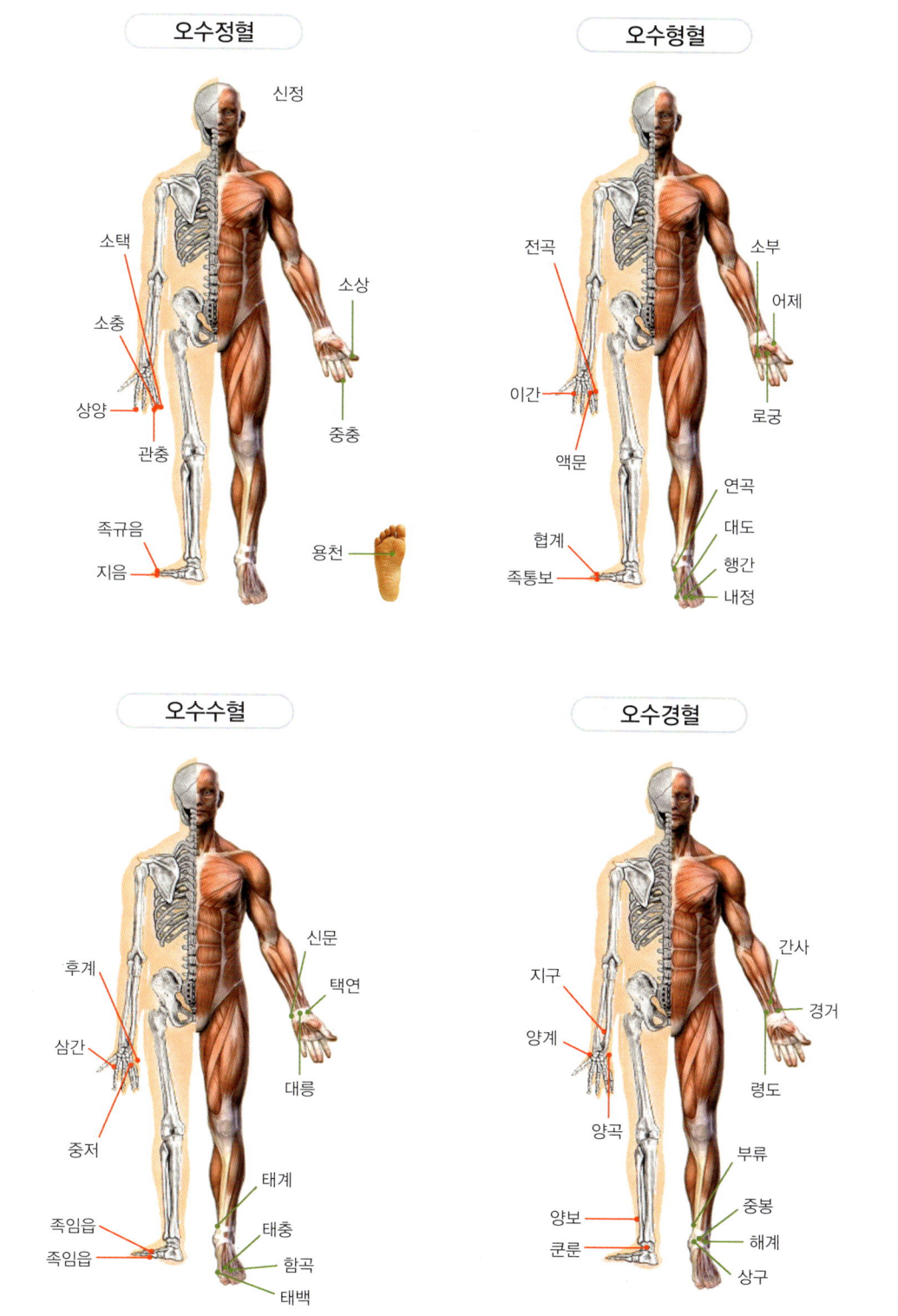

인체의 경혈(14)

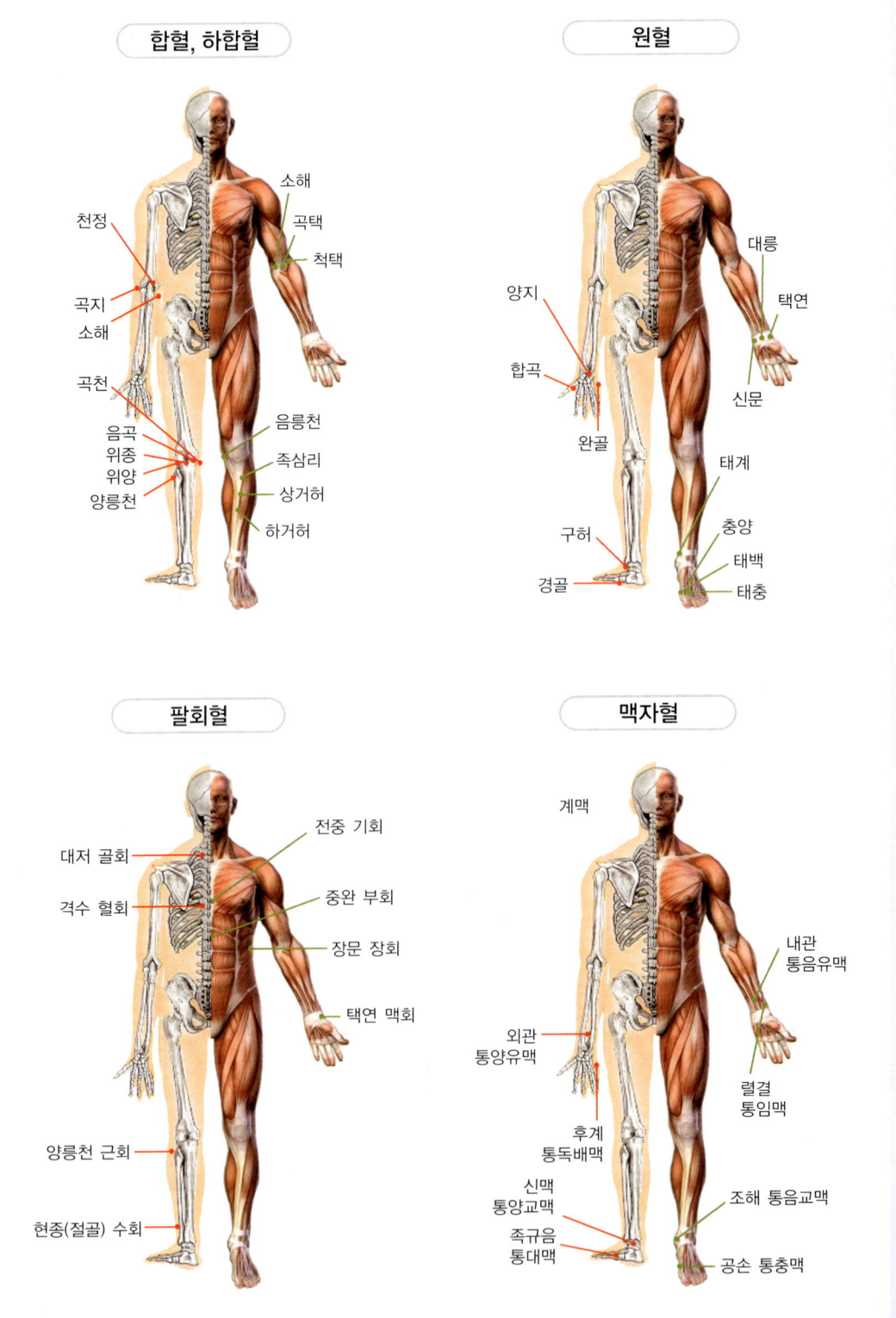

육조영(2013)

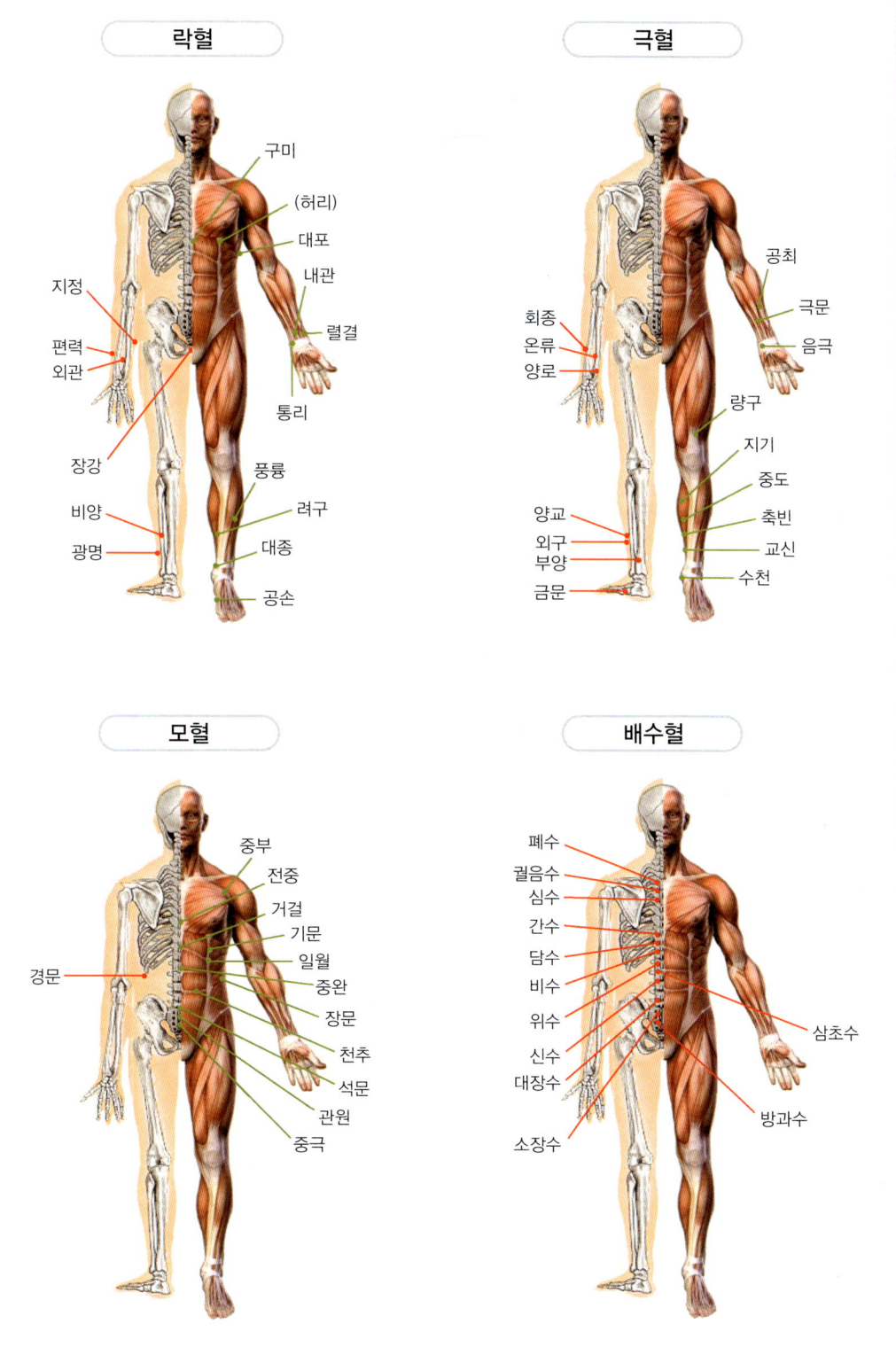

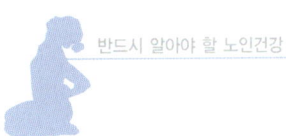
반드시 알아야 할 노인건강 생활

마사지의 인체 효과

01 근육에 미치는 마사지 효과

- 근육의 수축은 화학적, 열적, 기계적 자극에 의해 일어난다
- 근육은 운동기관이 활동하는 부분이며 각종 동작은 근육의 활동 성향에 달려 있다
- 근육의 움직임은 중추신경계통에 의해 조절된다

근육계통
신체적 활동이 수축을 통해 움직임이 가능하도록 운동기의 역할을 수행한다

마사지가 근육계통에 미치는 영향
- 근섬유는 산소와 영양분을 공급받는다
- 마사지를 받으면 노폐물이 근섬유로부터 신속하게 배출된다
- 마사지는 근육의 운동기능을 향상시킨다
- 피로한 근육을 마사지하면 근육의 활동 능력이 3~5배 증가한다
- 마사지는 운동 상해 예방에 도움을 준다
- 마사지는 경기력 향상에 도움을 준다
- 마사지는 근육의 혈액 공급을 촉진한다
- 마사지는 근육의 이완 및 수축기능을 조정한다

육조영(2013)

02 인체에 미치는 마사지 효과

> 스포츠 마사지는 선수의 경기력 향상(피부, 근육, 기능)을 목적으로 기계적 자극을 주는 요법이다

마사지의 연구 영역
- 인체조직에 대한 물리적 영향
- 마사지가 피로회복에 미치는 영향
- 마사지가 경기력 향상에 미치는 영향
- 마사지가 운동 상해 예방에 미치는 영향
- 마사지가 유연성 증가에 미치는 영향
- 마사지가 림프액의 활동·물질대사·중추신경계·감각기관에 미치는 영향
- 마사지가 기능항진에 미치는 영향
- 마사지가 면역 기능에 미치는 영향
- 마사지가 근육·뼈·림프·소화·호흡·사고 등의 신경 지배 메커니즘에 미치는 영향
- 마사지와 내장 수용기에 관한 연구
- 마사지가 신심 안정에 미치는 영향
- 마사지가 직무 기록에 미치는 영향
- 마사지가 노화 지연에 미치는 영향

근육에 미치는 마사지 효과
스포츠 마사지는 체중, 근과 심신의 기능 회복, 기계적 자극작용, 물리적 자극작용이 그 기능을 회복시키기 위해 행해지는데 그 효과가 높다. 또한 예방과 치료, 컨디션 조절 기능에도 중요하게 작용하는 수기요법이다

육조영(2013)

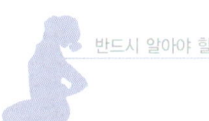
반드시 알아야 할 노인건강 생활

03 피부에 미치는 마사지 효과

- 피부는 중추신경계통과 밀접하게 작용한다
- 피부는 외부 환경의 직접적 영향으로부터 신체를 보호한다
- 피부는 인체의 온도 조절 기능에도 관여하고 신진대사를 통해 노폐물을 신체에서 배출하는 기관으로 온도, 감각, 통각, 촉각 등을 담당한다
- 피부는 세균이 신체에 침입하는 것을 막는다
- 피부는 과도한 태양 광선에 노출되는 것을 차단하는 역할을 한다
- 마사지를 주기적으로 받으면 피부에 탄성이 높아지고 매끈해진다

피부계통 인체의 외피를 외부로부터 보호하는 기능 수행

피부에 미치는 마사지 효과

- 마사지는 표피의 노폐화한 세포를 피부의 표면으로부터 비늘 조각처럼 분리시킨다
- 마사지를 받으면 피부호흡이 좋아지고 지방선의 분비 기능과 열의 발산을 조절하는 땀샘의 움직임이 활발해진다
- 마사지는 피부의 맥관을 넓히고 혈액순환 피부와 피부 분비선의 상태를 좋아지게 한다
- 마사지는 피부 맥관의 혈액 및 림프액의 흐름을 좋게 한다
- 마사지는 체내의 노폐물을 빠르게 배출시키는 작용을 하며 물질교환 과정을 현저하게 향상시킨다
- 마사지는 피부근육의 긴장력을 높이고 피부를 매끈하고 부드럽게 한다

육조영(2013)

04 관절기능에 미치는 마사지 효과

- 뼈와 인체의 결합체와 관계가 있는 골격이다
- 관절액은 뼈의 접촉 마찰을 적게 하기 위하여 관절강에서 윤활유 역할을 한다
- 두 개의 뼈로 구성되어 있는 관절을 단순골절이라 하고 두 개 이상의 뼈로 구성되어 있는 골절을 복합관절이라고 한다
- 뼈가 연결하는 장소는 소절낭으로 싸여 있다. 관절낭은 외층, 섬유질층, 인대층, 내부층, 관절액으로 되어 있다

관절계통
골격의 연결을 통해서 인체의 움직임을 조정하는 기능

마사지가 관절에 미치는 효과

- 마사지는 관절의 영양 섭취를 개선하고 관절염을 방지한다
- 마사지는 결합기관의 탄력성, 내구성이 증가시키고 그것에 등반하여 관절의 가동 범위도 확대된다
- 마사지는 상해 예방뿐만 아니라 회복 및 재활을 위한 최고의 수기 요법이다
- 마사지는 관절을 튼튼하게 하며 관절의 견고성을 높이며 관절과 관계한 질병을 예방한다
- 마사지는 관절의 피로를 빠르게 회복시키는 작용을 하므로 스포츠계, 의료계에서 널리 활용되고 있다
- 마사지는 연골조직 파손을 보호하고 피로관절의 회복을 단축한다
- 마사지는 관절의 가동성을 촉진한다

육조영(2013)

반드시 알아야 할 노인건강 생활

05 혈액에 미치는 마사지 효과

- 혈액은 체온을 36.5도로 일정하게 유지할 수 있게 한다
- 혈액은 몸 전체의 세포(74~7포피)에 영양분과 산소를 공급하는 역할을 한다
- 혈액의 도움으로 신체의 여러 기관의 기능이 수행되는데 이는 주로 몸의 맥관망을 통해서 조정된다
- 혈액과 림프액은 인간의 생명 활동에 필요한 개개의 섬유간 또는 신체와 외계 사이에서 이루어지는 신진대사 기능을 맡는다
- 혈액은 세포로부터 신진대사에 의해 생기는 노폐물을 운반하고 그 노폐물은 신장과 폐를 통해 체외로 배출된다

혈액계통
혈액은 기관의 기능을 활성화 내지 억제하는 체액인 내분비선의 산물을 운반한다

마사지가 혈액에 미치는 효과

- 혈액에 영양 공급을 촉진하고 혈액의 흐름을 원활히 한다
- 마사지는 혈액의 흐름을 빠르게 하고 여러 기관에 산소와 각종 영양분이 보다 활발히 공급되게 한다
- 마사지는 노폐물이 보다 빨리 체외로 배출될 수 있도록 해주며 정체 현상의 해소와 각종 부종의 해소를 돕는다
- 마사지는 맥관을 강화하는 수단이다
- 마사지는 맥관 순환을 촉진하므로 자기 자신으로부터 정맥의 환류를 재촉하고 대순환의 동맥 저하를 감소시킨다
- 신체조직의 액상 매체의 흐름을 촉진하고 산소 공급을 원활하게 한다

육조영(2013)

06 림프계에 미치는 마사지 효과

- 림프관은 정맥과 유사한 막을 가지고 있다
- 림프액은 상부의 방향, 심장의 방향으로만 흐른다
- 림프계는 림프 모세관, 림프관, 림프절로 구성되어 있다
- 림프관은 독자적으로 통하고 있기 때문에 림프절 부분에서는 림프액의 후측이 완만해진다
- 큰 림프절은 관절 부분에 있으며 상지에는 액하 림프절과 척골 림프절이 있고, 하지에는 슬와 림프절과 서혜 림프절이, 두부에는 하악 림프절과 경 림프절이 있다

림프계통
림프계의 영양 공급의 수단임과 동시에 노폐물의 배출을 담당한다

마사지가 림프에 미치는 효과
- 림프액의 흐름을 강화하고 조직의 영양 공급을 개선한다
- 마사지는 림프관에 압력을 더해 림프액의 순환을 촉진시킨다
- 마사지는 고혈압, 비만, 당뇨병, 동맥경화, 심혈관 질환이 있는 사람들에게 널리 이용될 수 있는 최고의 수기요법이다
- 마사지는 림프액의 순환을 촉진시키는 작용을 하므로 육체노동, 지적노동에만 필요한 것이 아니고 좌업식 노동을 하는 사람, 특히 고개를 숙이거나 허리를 옆으로 틀고 앉는 사람들에게 꼭 필요한 요법이다
- 동통을 방지하고 림프류에 의한 전염을 방어한다
- 조직 내의 세균을 차단한다

육조영(2013)

반드시 알아야 할 노인건강 생활

07 신경계에 미치는 마사지 효과

- 인체의 모든 기능은 신경계통에 의해 조절된다
- 신경계통과 기관 전체의 생명 활동을 조절하고 전체 기관과 조직을 연결하고 그 기능을 조정한다
- 신경계통은 뇌수, 척수로부터 만들어진 중추신경 계통과 모든 신경섬유를 포함하는 말초신경 계통, 의식의 관할 하에 있지 않는 자율신경계통 등 3개의 주요한 부분으로 세분화 되어 있다
- 신경계의 특징은 자극을 지각하고 구심성 신경에서는 자극을 중추로 유도하고 원심성 신경에서는 자극을 여러 기관으로 전한다

신경계통
외부로부터 자극을 받아들이거나 움직임의 명령을 내리고 전달하는 기능을 수행한다

마사지가 신경에 미치는 효과

- 마사지는 흥분작용에 영향을 주고, 말초신경에 작용하며 대뇌 반구 피질을 중개하여 중추신경계통에 전달하는 작용을 한다
- 마사지기법 중 경찰법과 진동법은 진정작용을 한다
- 마사지기법 중 유념법과 수권 고타법, 절타법, 박타법, 이중 고타법은 자극을 불러일으킨다
- 마사지는 육체 및 지적노동 후 활력과 경쾌한 기분을 일으키고 직무 만족도와 작업 능률을 향상시킨다
- 마사지는 혈액을 촉진한다
- 단기 마사지는 기능을 높이고 장기 마사지는 기능을 퇴각시킨다
- 마사지는 자율신경계통에 대해서는 반사작용을 나타낸다

육조영(2013)

08 소화기계통에 미치는 마사지 효과

신체 표면의 자극이 내부 장기 기능에 영향을 미치는 현상을 체표내장반사라 한다

내부 장기 상태가 신체 표면에 나타나는 것을 내장체표반사라 한다

소화기계통
영양 공급을 위해 음식물을 분배, 섭취하는 기능을 수행

마사지가 소화기에 미치는 효과
- 복부 마사지는 위장의 연동운동, 소화액의 분비작용을 향진시킨다
- 복부 마사지는 소화, 흡수작용을 활발히 하고 위장의 내용물 배출을 원활하게 한다
- 전신 마사지는 메타포리즘을 왕성하게 하여 소화기능을 향상시킨다

육조영(2013)

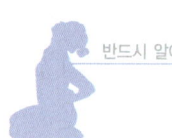

반드시 알아야 할 노인건강 생활

09 호흡기계통에 미치는 마사지 효과

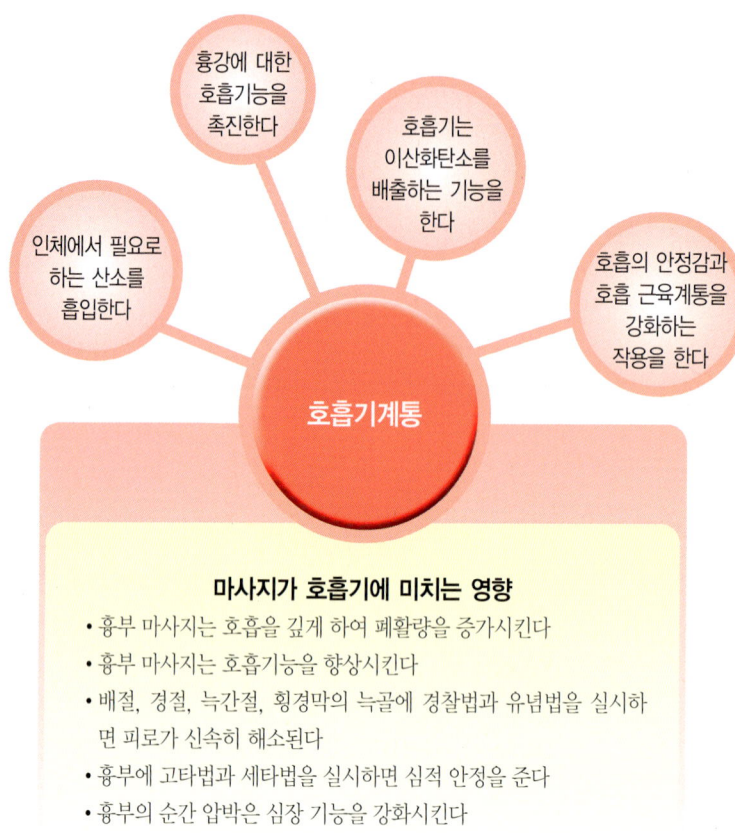

마사지가 호흡기에 미치는 영향
- 흉부 마사지는 호흡을 깊게 하여 폐활량을 증가시킨다
- 흉부 마사지는 호흡기능을 향상시킨다
- 배절, 경절, 늑간절, 횡경막의 늑골에 경찰법과 유념법을 실시하면 피로가 신속히 해소된다
- 흉부에 고타법과 세타법을 실시하면 심적 안정을 준다
- 흉부의 순간 압박은 심장 기능을 강화시킨다

육조영(2013)

10 물질대사에 미치는 마사지 효과

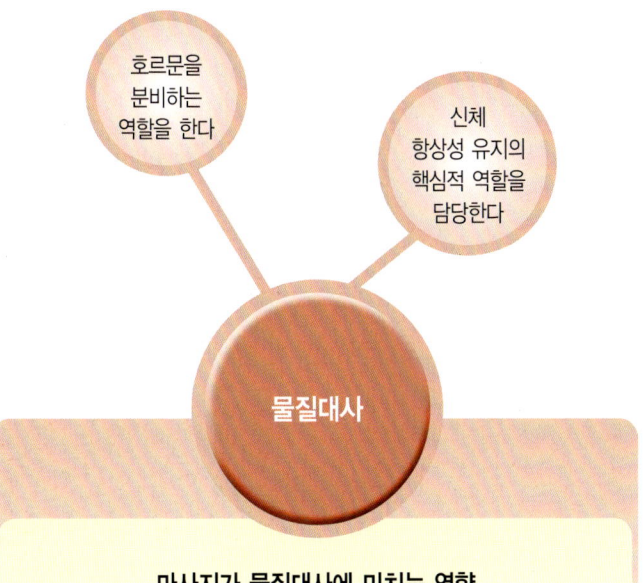

마사지가 물질대사에 미치는 영향
- 마사지는 혈액의 산·알칼리 균형을 파괴하지 않고 분비 변화에도 영향을 미치지 않는다
- 마사지는 탄산 분비를 동반하는 전체 산소 수요를 10~15% 정도 증대시킨다
- 마사지는 소변 중에 인산염, 젖산염, 유기산의 분비가 제거되어 풍부한 알칼리도 일소된다
- 마사지는 가스대사를 향상한다
- 마사지는 젖산 함유물질의 증대를 촉진하지 않아 산성증을 일으키지 않는다

육조영(2013)

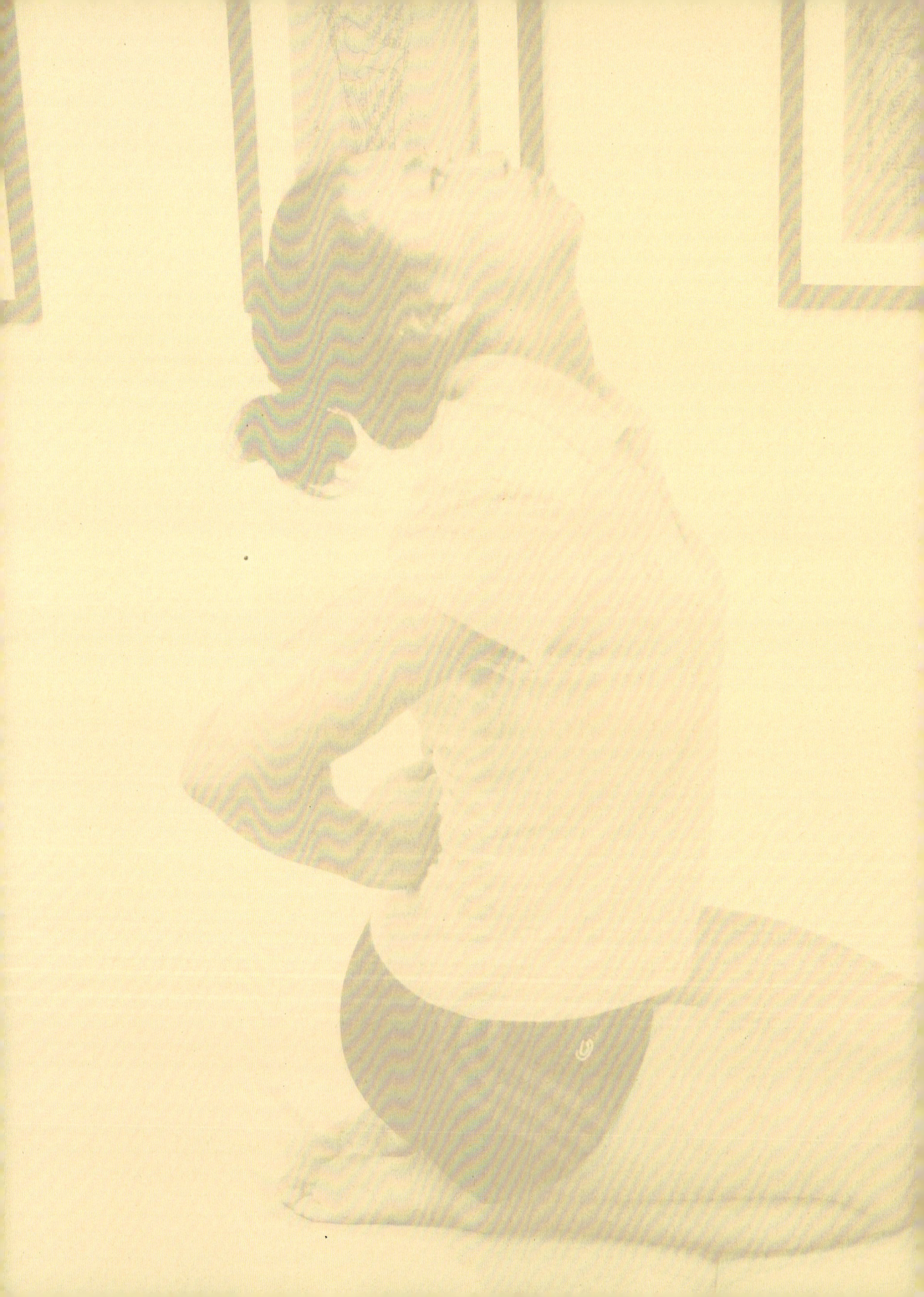

반드시 알아야 할 노인건강 생활

Section

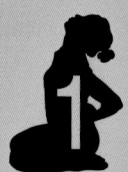

마사지 준비 – 혈위 익히기

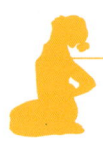

반드시 알아야 할 노인건강 생활

01 전신 혈위 익히기

혈위를 한의에서는 '경혈'이라고 부른다. 경혈은 인체 장부경락의 기를 신체 표면에 통하게 하는 특수 부위이다. 인체의 혈위는 질환의 반응점이며 마사지를 시술하는 주요 부위이기도 하다.

02 혈위의 분류

인체의 혈위는 14경혈, 기혈, 아시혈 등 세 개의 큰 부류로 나뉜다.

▶ **14경혈** 약칭은 '경혈'인데 12경맥, 임맥과 독맥 순환선상의 혈위를 가리킨다. 고정된 명칭, 고정된 위치와 귀경(歸經)이 있다. 간칭은 본 경락의 질환을 치유하는 작용을 하며 혈위의 주요한 구성 요소를 이룬다. 국제적으로 승인하는 인체 경혈은 모두 361개이다.

▶ **기 혈** '경외기혈'이라고도 부른다. 14경혈 이외에 고정된 명칭, 위치, 주요 치료작용이 있는 혈위이다. 이런 혈위는 다수가 일부 질환에 특수한 치료효과가 있다. 예를 들면 사봉은 소아감적[감(疳), 감적(疳積), 감기(疳氣), 감질(疳疾), 감병(疳病), 한의학에서 어린아이의 얼굴이 누렇게 뜨고 몸이 여위며 복부가 팽창하는 병], 기침을 멎게 하고 천식을 치료하는 기혈이다.

▶ **아시혈** '압통점'이라고도 부른다. 이런 경혈은 고정된 명칭, 위치가 없으며 고정된 치유질환도 없다. 다만 통증이 있는 부위나 통증과 관련된 압통점, 민감한 부위를 혈위로 하는 것이다.

03 혈위의 명명

- ▶ 건축물, 가, 도, 시 등 통로, 처소로 일부 혈위의 형태 혹은 작용 특징을 형용하여 명명한다. 예를 들면 천정, 인당, 지창, 기가, 풍시, 수도혈 등이다.
- ▶ 혈위가 소재한 인체 부위에 근거하여 명명한다. 예를 들면 심유, 폐유, 비유, 유근혈 등이다.
- ▶ 천문학의 일월성신(日月星辰) 그리고 지리 명칭의 산, 천, 택 등, 그리고 혈위 소재 부위의 혈채와 기혈의 흐름의 상황에 근거해서 명명하기도 한다. 예를 들면 태백, 천추, 상성혈 등이다.
- ▶ 기혈, 장부, 음양 등 생리기능과 경맥의 교차점 등으로 명명한다. 예를 들면 삼음교, 양릉천, 기해, 혈해혈 등이다.
- ▶ 동식물의 명칭에 근거해서 명명한다. 예를 들면 구미, 학정, 복토, 어제, 찬죽혈 등이다.

04 혈위의 마사지 기능

- ▶ **가까운 부위의 질환을 치료한다** 즉 마사지 부위의 질환을 치료한다. 예를 들면 천돌혈은 기침, 천식, 인후부종과 통증, 딸꾹질, 실언, 인두 신경질환 등을 치료할 수 있고 정명혈은 눈의 질환을 치료할 수 있고 후정혈은 경부근육경련을 치료한다.
- ▶ **먼 부위의 질환을 치료한다** 즉 본경락의 경맥이 흐르는 먼 부위의 질환을 치료한다. 예를 들면 합곡혈은 손의 질환을 치료할 뿐만 아니라 두부, 경부의 질환을 치료할 수 있으며 영향혈은 코가 막히는 증상, 급성축농증, 만성축농증 등 코 부위의 질환을 치료하며 담도회충증도 치료할 수 있다. 백회혈은 두부질환을 치료할 수 있을 뿐만 아니라 자

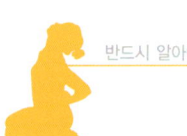

반드시 알아야 할 노인건강 생활

궁탈수, 치질, 탈항증, 이질과 같은 질환을 치료할 수 있다.
- ▶ **특수 효능** 일부 혈위는 일부 질환을 치료하는 특수 혈위이다. 예를 들면 삼음교혈은 소화계통, 생식계통, 비뇨계통, 부인과 질환을 치료하는 중요한 혈위이다.
- ▶ **전체적인 효능** 일부 부위를 마사지하거나 침구치료를 하게 되면 일부 질환이나 전신 질환을 조리, 치료할 수 있다. 예를 들면 합곡, 곡지, 대추혈을 침구치료나 마사지하면 감기로 인한 발열을 치료할 수 있고 족삼리나 관원혈은 인체 면역력을 증강시킨다. 심장박동수가 너무 느린 사람에게 침구나 마사지로 내관혈을 자극하면 심장박동수가 빨라질 수 있으며 심장박동수가 너무 빠른 사람은 침구나 마사지로 내관혈을 자극하면 심장박동수가 느려지기도 한다.

05 마사지 시술 시 상용 자세

❖ 자가마사지 상용 자세

자가마사지 시 혈위가 소재한 부위가 다름에 따라 간편하고 쉽게 행할 수 있고 간단한 마사지 자세를 채용한다. 예를 들면 의자에 앉거나 침대에 앉을 수 있으며, 바닥에 꿇어 앉을 수도 있고 침대에 누운 자세를 취할 수 있다. 일반적으로 두면부, 경부, 상지, 하지의 혈위는 비교적 쉽게 마사지할 수 있으므로 수요에 따라 양손의 지두 혹은 지첨으로 마사지를 실시하면 된다. 그러나 등과 허리와 같은 부위에 있는 혈위는 조작하기 어려워서 특별히 주의를 기울여야 한다. 흔히 보는 마사지 자세는 아래와 같다.
- ▶ 반듯이 누운 자세. 등받이가 있는 의자에 앉아 양손은 주먹을 쥐고 마디가 돌출된 관절 부위를 허리의 혈위에 대고 자신의 체중으로 내

리누른다(그림1).
- ▶ 꿇어앉은 자세를 취한 다음 양손은 허리를 잡고 모지는 뒤로 하고 기타 네 손가락은 앞에 있으며 모지 지두로 허리 혈위를 누르며 문지른다(그림2).
- ▶ 꿇어앉은 자세를 취한 다음 두경부는 가능한 뒤로 젖히고 양손은 주먹을 쥐고 주먹의 돌출된 관절 부위로 허리의 혈위를 누른다(그림3).
- ▶ 작은 도구를 이용하여 허리의 혈위를 마사지한다. 예를 들면 목욕할 때 쓰는 브러시, 더운 물주머니, 마사지봉, 나무 등을 사용한다.

❖ 대인마사지 상용 자세

타인을 마사지할 때 피술자는 앉은 자세, 꿇은 자세, 반듯이 누운 자세, 엎드린 자세 등 자세를 선택할 수 있다. 시술자는 마사지하기 편한 자세를 취한다. 예를 들면 서거나 무릎을 굽혀 옆에 꿇어 앉을 수 있다(그림 4, 5, 6, 7).

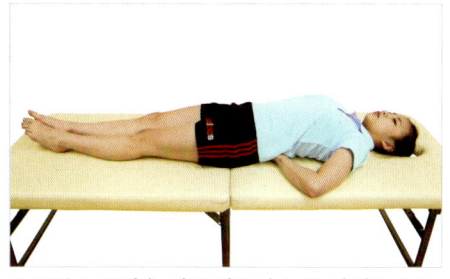
▶그림 1 주먹을 쥐고 반듯이 누운 자세로 눕는다

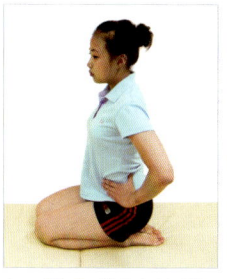
▶그림 2 양손으로 허리를 잡고 꿇어앉는다.

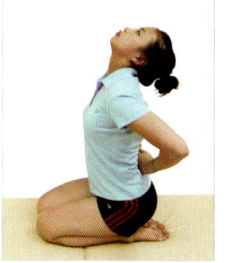
▶그림 3 주먹을 쥐고 꿇어앉는다.

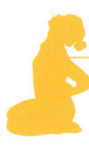
반드시 알아야 할 노인건강 생활

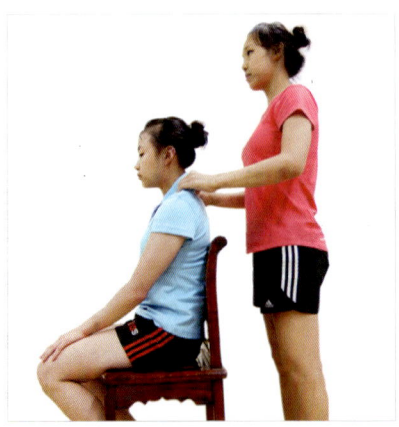
▶그림4 앉은 자세와 선 자세

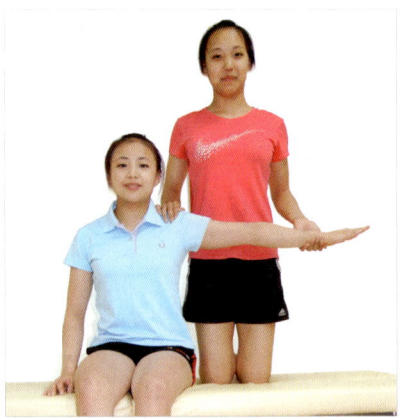
▶그림5 앉은 자세와 꿇은 자세

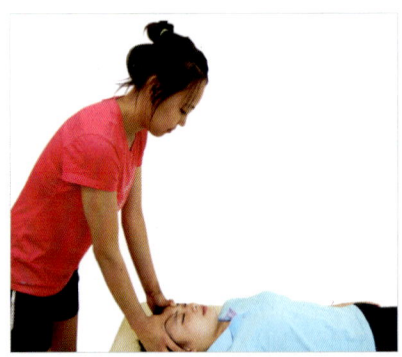
▶그림6 반듯이 누운 자세와 꿇어앉은 자세

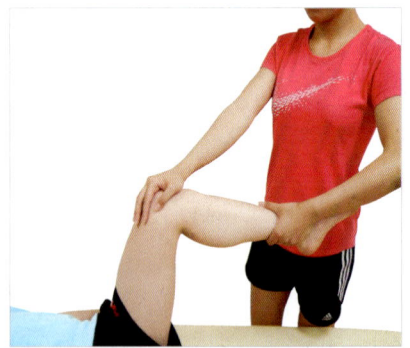
▶그림7 반듯이 누운 자세와 꿇어앉은 자세 2

▶point 자가마사지를 할 때 마사지 시술 방법에 주의해야 한다. 손가락으로 누를 때 숨을 내쉬면서 다른 한편으로는 묵묵히 '1, 2, 3'을 센다. 수의 증가에 따라 누르는 힘도 점차 높인다. '1'은 조금 가볍게, '2'는 적당한 힘으로, '3'은 좀 더 힘을 가하는 수위를 고려한다. 그리고 숨을 들이마시며 마음속으로 '4, 5, 6'을 센다. 수의 증가에 따라 힘을 점차 줄인다.

06 효과적인 마사지 시술 용품

명칭	작용
박하수	박하수 0.25g, 75% 알코올 100mg을 고루 섞으면 서늘하게 풍한을 발산시키며 더위와 열을 물리치는 작용을 한다. 발열과 풍열 감기에 걸린 사람에게 마사지할 때 쓴다.
활석분 혹은 땀띠약	시원하고 가려움을 해소하며 습기를 물리치고 피부를 보양하는 작용을 한다. 쉽게 땀이 나는 체질이거나 여름에 날이 더워서 땀이 나는 사람에게 사용한다.
바셀린	피부를 윤활시키고 마찰을 감소시키는 작용을 한다. 혈위와 발마사지에 적용된다.
참기름 혹은 식물유	혈액순환을 돕고 보양하는 작용을 한다. 병이 나은 뒤 허약한 사람과 체질이 허약한 노인들에게 사용하며 영유아 마사지에도 사용한다.
생강즙	생강을 즙을 내거나 75% 알코올에 5~7일 담궈 두면 추위를 몰아내고 기혈을 도우며 경락을 따뜻하게 하고 통하게 하는 작용을 한다. 풍한 감기나 찬 기운으로 인하여 기혈이 막힌 자에게 사용한다.
우유마사지 연고	피부윤활작용을 한다. 피부가 건조한 사람을 마사지할 때 사용한다.
마사지 정유	분자가 작아서 침투성이 좋은 특징이 있기에 혈관과 림프관에 빨리 침투되어 혈액순환을 촉진시키고 독소를 배출하며 면역력을 높이는 작용을 한다. 미용과 피로 해소를 위한 마사지를 할 때 사용한다.
홍화유	동청유, 홍화, 박하뇌 등 한약을 함유하고 있으므로 경락을 통하게 하고 혈액순환을 촉진시키고 통증을 해소하는 작용을 한다. 관절, 염좌 혹은 부상을 입은 환자를 마사지할 때 사용한다.
소주 혹은 약주	경락을 통하게 하고 통증을 해소하며 혈액순환을 촉진시키는 작용을 한다. 부상으로 인한 부종통증 등 외상성질환자를 마사지할 때 사용한다.

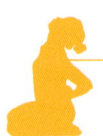
반드시 알아야 할 노인건강 생활

07 마사지 적응증상

임상에서 많은 질환의 치료에 마사지를 사용하거나 보조치료에 사용한다.

08 내과질환

감기, 천식, 불면증, 편두통, 고혈압, 저혈압, 관상동맥경화, 만성위염, 소화불량, 위하수, 복장, 복통, 변비, 장염, 중풍, 안면신경마비 등.

부인과 질환과 남성과 질환 : 월경통, 월경불순, 모유분비실조, 유방종양, 갱년기종합증, 유정, 헤르니아, 발기부전 등.

09 소아과, 오관과 등 질환

소아 기침, 유뇨, 어린아이가 밤중에 우는 질환, 근시, 치통, 만성비염, 인후부종과 통증, 구강염, 구각염, 편도선염 등.

10 외과질환

염좌, 관절탈구, 요근 손상, 근육 위축, 삼차신경통, 허리신경통, 사지관절통, 풍습성관절염, 관절강직 등.

11 긴급구조

협심증, 코 출혈, 종아리에 쥐가 나는 증상 등.

12 혈위마사지 테크닉

▶ 삼차신경, 소뇌, 뇌간 등 발반사구 마사지 시 발가락 관절과 발등을 지지하여 발의 불안정으로 마사지를 실시하는 힘이 부족해서 치료 효과에 영향을 주어서는 안 된다.

▶ 소뇌간반사구 국부해부 구조가 특수하여 지방조직이 약하기에 마사지를 할 때에는 환자의 구체적인 상황에 근거하여 힘을 가해야 한다. 혈위마사지는 가볍고 부드럽게 실시하며 약한 곳부터 점차 강하게 하며 갑자기 힘을 써서는 안 된다.

▶ 마사지 시술시 빈도는 고르고 힘은 지속되어야 한다. 때로는 약하고 강하게, 때로는 빠르고 천천히 시술한다.

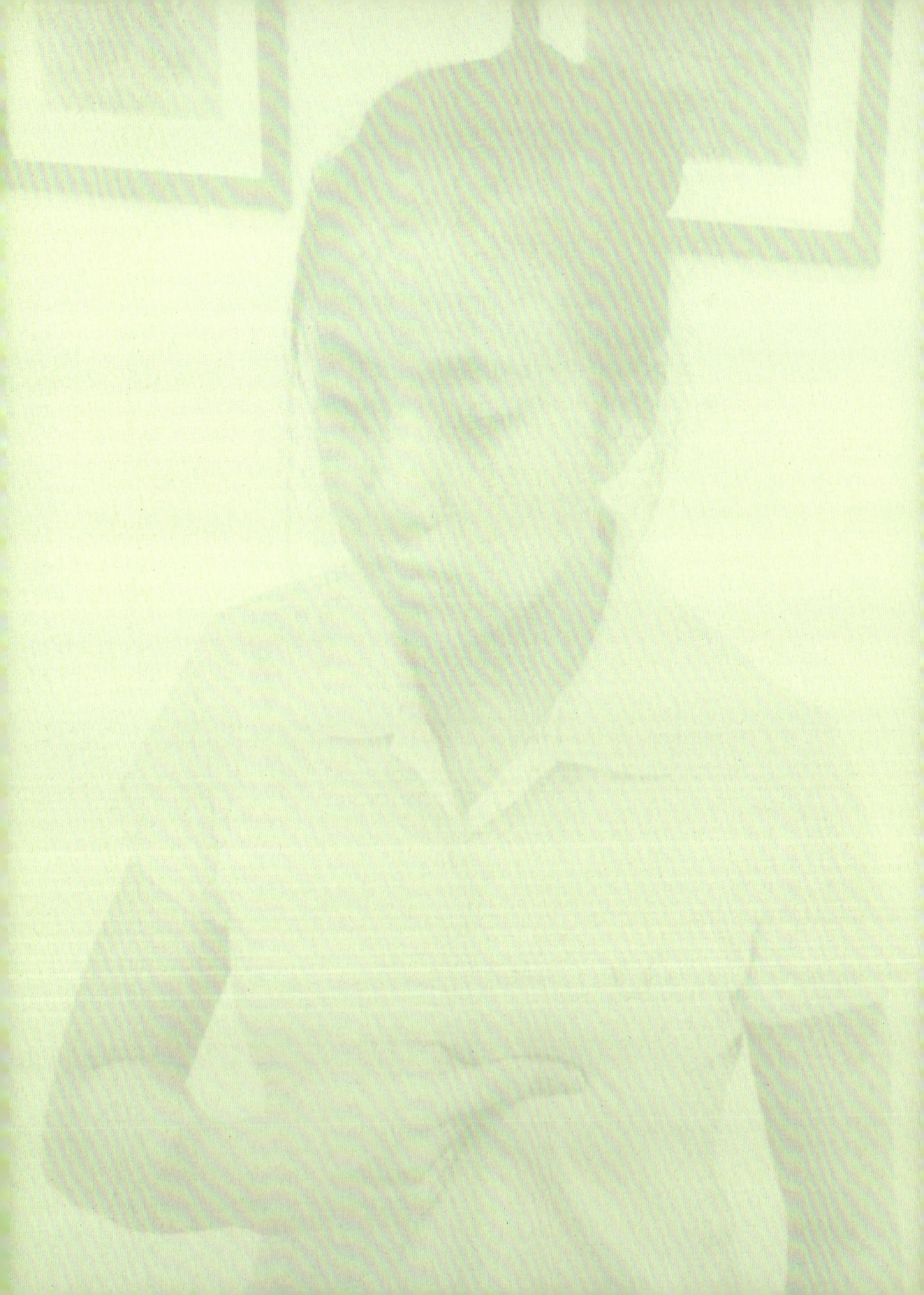

반 드 시 알 아 야 할 노 인 건 강 생 활

Section

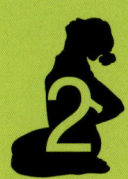

2

일반 질환을 개선해 주는
전신마사지

반드시 알아야 할 노인건강 생활

01 두통

▶ **특효혈위** 인당, 백회, 풍지, 천주, 태양, 두유, 합곡

1) 인당
- **위치** 양미간의 중앙.
- **주치** 두통, 현훈, 비염, 감기, 고혈압, 불면, 소아 경기

2) 백회
- **위치** 두부 뒷머리 발제(머리털이 나기 시작한 곳)에서부터 정중선상 5촌(指寸) 혹은 두 귀의 이첨(耳尖)을 연결한 중앙.
- **주치** 두통, 현훈(어지럼증), 중풍실어, 광증, 탈항, 음정, 불면

3) 풍지
- **위치** 침골 아래 풍부혈과 수평을 이루며 흉쇄유돌근과 승모근 위의 사이에 있는 움푹 패인 곳.
- **주치** 두통, 현훈, 시력장애, 축농증, 코피, 귀울림, 경부통증, 감기, 간질, 중풍, 열병, 학질, 목덜미에 생긴 혹

4) 천주
- **위치** 아문의 높이에서 외방 2cm의 증폭근팽융부 정점 바깥쪽 패인 곳.
- **주치** 두통, 항강, 코막힘, 광증, 어깨결림, 열병

5) 태양
- **위치** 눈썹 외측 끝과 눈꼬리 중앙에서 후방으로 약 1촌의 함몰부.
- **주치** 두통, 편두통, 감기, 안면신경마비, 삼차신경통, 안질환

6) 두유
- **위치** 두부의 전발제(머리털이 나기 시작한 곳)의 외각.
- **주치** 두통, 삼차신경통

7) 합곡
- **위치** 손등에서 제1, 2중수골저(底) 아래쪽의 사이.
- **주치** 안면 두부의 동통질환(면정, 두통, 치통 등), 인통

8) 자가마사지

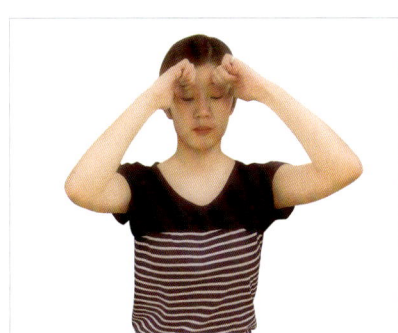

▶그림1 두 눈을 감고 양손의 시지를 굽힌 뒤 모지로 태양혈을 누르고 시지 내측 중절면으로는 가운데 있는 인당혈로부터 눈썹을 따라가면서 양옆으로 문지른다. 누르는 힘은 적당해야 한다. 반복하여 30회 혹은 적당히 횟수를 더해도 된다. 매일 2회씩 실시한다.

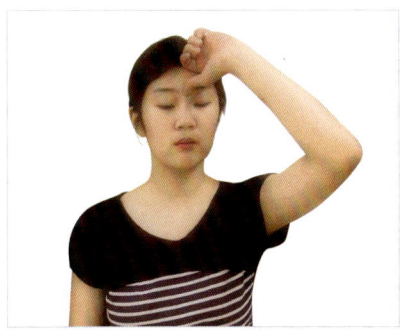

▶그림2 앞이마의 두통이면 인당혈과 합곡혈을 마사지하고 양측 두통이면 백회혈을 누르며 뒤통수 두통이면 풍지혈을 누른다. 주의할 사항은 혈위를 누르는 힘이 적당해야 한다는 것이다. 매 혈위는 매번 5분간 혈위가 탱탱해지고 시큰시큰할 정도로 하면 좋다. 매일 2~3회 실시한다.

9) 대인마사지

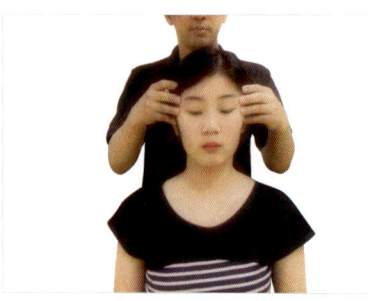

▶**그림3** 피시술자는 눈을 자연스럽게 감고 시술자는 양손의 수근을 피시술자의 태양혈에 대고 누르며 문지른다. 힘은 좀 가볍게 하면 된다.

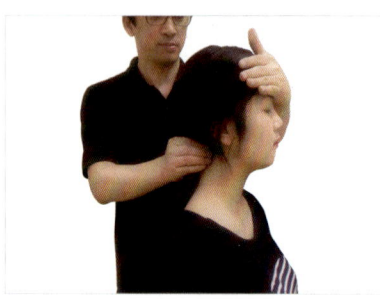

▶**그림4** 시술자는 모지와 시지, 간지로 마주하여 피시술자의 경부 뒤쪽 풍지혈을 조였다 늦추었다 하면서 문지른다. 힘은 땡땡하면서도 시큰시큰할 정도로 하면 좋다.
시술자는 양손의 다섯 손가락을 짐승의 발 모양으로 하여 앞머리 언저리부터 뒷머리 언저리까지 열 손가락으로 빗처럼 빗어준다. 시간은 상황에 따라 조절하는데 피시술자의 두피가 열이 나는 느낌이 들 정도로 하면 좋다. 나무로 만든 빗으로 대체해도 된다.

02 천식

▶**특효혈위** 천돌, 전중, 결분, 중부, 척택, 열결, 어제, 폐유, 풍문, 정천, 신주, 합곡, 풍융

1) 천돌
- **위치** 정중선상에서 경와의 중앙.
- **주치** 기침, 천명, 호흡곤란, 애성(쉰 목소리), 갑상선질환

2) 전중
- **위치** 정중선상에서 흉골경절흔(胸骨頸切痕) 위쪽과 중정혈 사이에 중정으로부터 1/5 지점.
- **주치** 심장병, 신경증, 우울증, 천명, 정신병

3) 결분
- **위치** 기호혈의 바로 위에서, 쇄골 위쪽.
- **주치** 인통, 기침, 상지통

4) 중부
- **위치** 흉외선(오구돌기의 안쪽을 지나는 수직선) 상에서 오구돌기 중앙의 높이에 있음.
- **주치** 기침, 기관지천식, 감기, 상지권상불능

5) 척택
- **위치** 주와횡문상에서 상완이두근건의 모지 측.
- **주치** 기침, 인통, 폐질환, 천식

6) 열결
- **위치** 척택과 태연 사이에서 태연으로부터 1/8 지점.
- **주치** 치통, 두통, 인통, 항강, 기침, 천식, 음경통, 혈뇨, 유정, 복부팽창, 모지와 시지의 무기력

7) 어제
- **위치** 제1중수골 중앙에서 손바닥 모지 측.
- **주치** 발열, 기침, 각혈, 천식, 인후통, 실음

8) 폐유
- 위치 배내선(견갑골의 안쪽과 정중선의 중앙을 지나는 수직선)상에서 제 5, 6흉추극돌기 사이의 높이에 있음.
- 주치 호흡기질환(기침, 토혈, 천식 등), 비질환, 어깨결림

9) 풍문
- 위치 배내선(견갑골의 안쪽과 정중선의 중앙을 지나는 수직선)상에서 제 2, 3흉추극돌기 사이의 높이에 있음.
- 주치 감기의 예방과 치료, 어깨결림, 호흡기질환, 비질환

10) 정천
- 위치 제7경추극돌기의 양옆 0.5~1촌
- 주치 천식, 기관지염, 담마진, 낙침

11) 신주
- 위치 제3, 4흉추극돌기 사이.
- 주치 신경질환, 호흡기질환, 소아병 일절, 감기, 두중

12) 합곡
- 위치 손등에서 제1, 2중수골저(底) 아래쪽 사이.
- 주치 안면 두부의 동통질환(면정, 두통, 치통 등), 인통

13) 풍융
- 위치 조구(條口)의 바깥쪽 2cm 지점.
- 주치 하지통, 기침, 천식, 두통, 복통

14) 자가마사지
(1) 앉은 자세로 손바닥으로 옆구리부터 전중혈까지 경찰한다. 20회

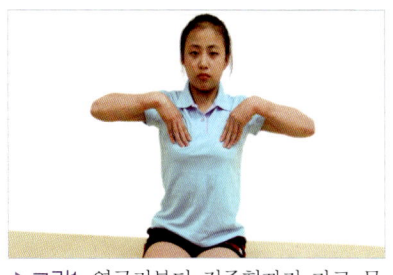 ▶그림1 옆구리부터 전중혈까지 가로 문지른다.

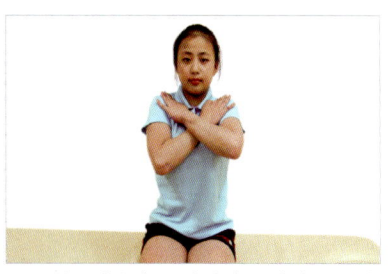 ▶그림2 양손을 교차하여 손바닥으로 반대쪽 가슴을 가볍게 두드린다.

정도로 반복해서 따뜻해지는 느낌이 있으면 된다(그림1).

(2) 양손의 손바닥을 사용하여 위에서 아래로 양측의 옆구리를 경찰한다. 따뜻해질 때까지 약 20회 반복한다.

(3) 모지 지두로 천돌, 전중, 중부, 결분, 척택, 열결, 어제, 합곡혈을 누르며 문지른다. 매 혈위를 매번 3분간 누르며 문지른다.

(4) 양손의 손바닥으로 양팔을 서로 교차하여 반대쪽 가슴을 가볍게 두드린다. 20회 반복하여 실시한다(그림2).

(5) 손바닥으로 족심 부위를 문지른다. 따뜻해질 때까지 반복하여 20회 정도 실시한다.

15) 대인마사지

(1) 피시술자는 반듯이 누운 자세를 취하고 시술자는 시지, 간지, 환지와 소지를 붙여 지두로 천돌혈부터 전중혈까지 20회 반복하여 경

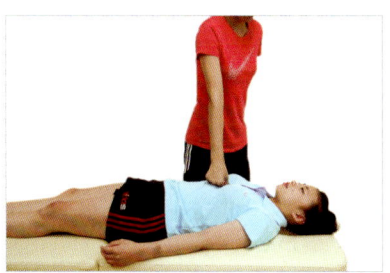 ▶그림3 지괴압박법

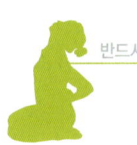

반드시 알아야 할 노인건강 생활

찰한다.
(2) 시술자는 손바닥으로 검돌부터 옆구리까지 피시술자가 따뜻해질 때까지 20회 반복해서 문지른다.
(3) 일지선 기법으로 시술자의 천돌, 전중, 중부혈을 각각 3분씩 마사지한다(그림3).
(4) 모지 지두로 피시술자의 척택, 어제, 합곡, 풍융혈을 각각 3분씩 마사지한다.
(5) 피시술자는 엎드린 자세로 하고 시술자는 손바닥으로 풍분으로부터 방광경을 따라 선추까지 경찰한다. 반복하여 20회 실시한다. 경찰할 때 완만하고 힘은 균일하게 한다(그림4).
(6) 모지 지두로 피시술자의 풍문, 신주, 폐유, 정천혈을 각각 3분씩 누르며 문지른다.

03 감기

▶ **특효혈위** 인당, 사백, 영향, 중부, 천돌, 전중, 풍부, 풍지, 견정(肩井), 풍문, 폐유, 대추, 신유, 내관, 합곡, 외관, 족삼리

1) 인당
- **위치** 양미간의 중앙.
- **주치** 두통, 현훈, 비염, 감기, 고혈압, 불면, 소아 경기

2) 사백
- **위치** 동공 바로 밑에서 눈구멍 아래쪽으로 1cm.
- **주치** 삼차신경통, 부비강염, 안면신경마비, 상치통

3) 영향
- **위치** 비익점의 높이에 비진구점.
- **주치** 비폐, 치통, 구안괘사, 콧물

4) 중부
- **위치** 흉외선(오구돌기의 안쪽을 지나는 수직선)상에서 오구돌기 중앙의 높이.
- **주치** 기침, 기관지천식, 감기, 상지권상불능(팔을 위로 들지 못하는 증상)

5) 천돌
- **위치** 정중선상에서 경와의 중앙.
- **주치** 기침, 천명, 호흡곤란, 애성(쉰 목소리), 갑상선질환

6) 전중
- **위치** 정중선상에서 흉골경절흔(胸骨頸切痕) 위쪽과 중정혈의 사이에 중정으로부터 1/5 지점.
- **주치** 심장병, 신경증, 우울증, 천명, 정신병

7) 풍부
- **위치** 항와(項窩)의 정중에서 후두골 아래쪽.
- **주치** 감기, 비염, 부비강염, 신경질환

8) 풍지
- **위치** 침골 아래 풍부혈과 수평을 이루며 흉쇄유돌근과 승모근 위의 사이에 있는 패인 곳.
- **주치** 두통, 현훈, 시력장애, 축농증, 코피, 귀울림, 경부통증, 감기, 간질, 중풍, 열병, 학질, 목덜미에 생긴 혹

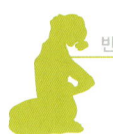
반드시 알아야 할 노인건강 생활

9) 견정(肩井)
- **위치** 제7경추극돌기와 견봉각의 중앙.
- **주치** 견배통, 두통, 경견완통, 견관절주위염, 현훈

10) 풍문
- **위치** 배내선(견갑골의 안쪽과 정중선의 중앙을 지나는 수직선) 상에서 제2, 3흉추극돌기 사이의 높이에 있음.
- **주치** 감기의 예방과 치료, 어깨결림, 호흡기질환, 비질환

11) 폐유
- **위치** 배내선상에서 제5, 6흉추극돌기 사이의 높이에 있음.
- **주치** 호흡기질환(기침, 토혈, 천식 등), 비질환, 어깨결림

12) 대추
- **위치** 제7경추극돌기와 제1흉추극돌기의 사이에 있음.
- **주치** 두통, 상기도염(감기, 인후통, 발열)

13) 신유
- **위치** 배내선상에서 제2, 3요추극돌기 사이의 높이에 있음.
- **주치** 신질환, 요통, 생식기질환, 월경부조, 성교불능

14) 내관
- **위치** 손목가로무늬상 2촌, 손목등쪽 가로무늬상 2촌, 곡택과 대릉의 사이에서 대릉으로부터 1/6 지점.
- **주치** 구기, 구토, 신경증, 불면증, 위통, 흉통, 중지마비

15) 합곡
- **위치** 손등에서 제1, 2중수골저(底) 아래쪽의 사이.
- **주치** 안면 두부의 동통질환(면정, 두통, 치통 등), 인통

16) 외관
- **위치** 팔꿈치와 양지의 사이에서 양지로부터 1/6 지점.
- **주치** 두통, 상완신경통, 완관절통

17) 족삼리
- **위치** 경골조면의 아래쪽 높이에서 경골 앞쪽으로부터 바깥쪽 2cm 지점.
- **주치** 위통, 복통, 설사, 통풍, 식욕부진, 비질환, 구토, 만성병, 좌골신경통

18) 자가마사지

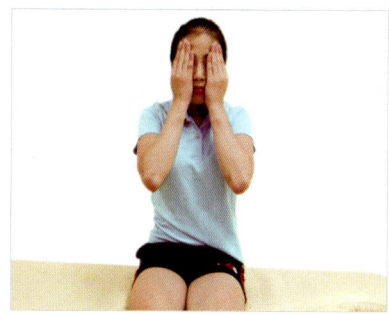
▶그림1 면부를 마찰한다.

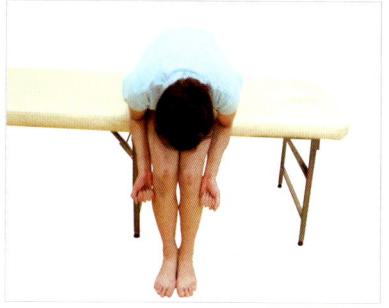
▶그림2 양다리의 족삼리혈을 두드린다.

(1) 바로 선 자세로 양발을 어깨너비로 벌린다.
(2) 양손의 다섯 손가락을 붙여 코 양측으로 앞이마 언저리로부터 아래턱까지 위에서 아래로 반복하며 20회 경찰한다(그림1).

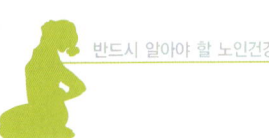

반드시 알아야 할 노인건강 생활

(3) 양손의 간지 지두로 영향혈, 풍지혈을 각각 3분씩 누른다.
(4) 양손의 수공으로 경부를 힘주어 따뜻해질 때까지 마찰한다.
(5) 양다리의 족삼리혈을 각각 30회씩 두드린다(그림2).
(6) 양손은 주먹을 쥐고 허리의 신유혈을 5~10분간 누른다.

19) 대인마사지

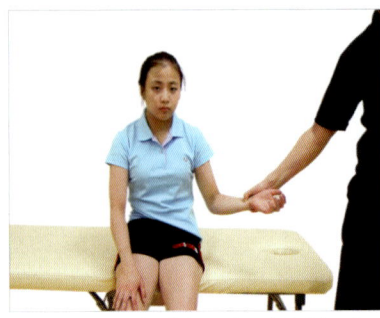

▶그림3 모지와 시지로 내, 외관혈을 자극한다.

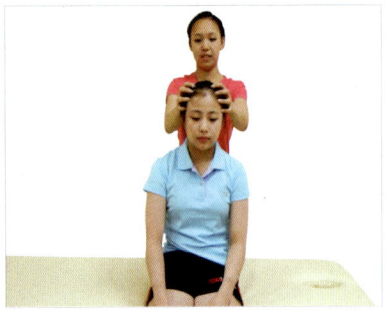

▶그림4 손가락을 벌려 짐승 발톱 모양을 하고 피시술자의 앞머리 언저리로부터 뒤로 머리를 빗어준다.

(1) 시술자는 양손의 간지 지두로 피시술자의 인당, 영향혈을 각각 30회씩 누르며 문지른다.
(2) 시술자는 수공으로 피시술자의 앞이마를 10회 마찰한다.
(3) 시술자는 모지와 시지로 피시술자의 합곡혈을 따뜻해질 때까지 누르며 문지른다.
(4) 시술자는 모지와 시지로 피시술자의 내관, 외관혈을 힘을 주면서 온열감이 날 때까지 누른다(그림3).
(5) 시술자는 피시술자의 풍지혈, 견정혈을 유념하고 중부, 풍문, 폐유혈을 누르며 문지른다. 매 혈위는 각각 2분씩 누르며 문지른다.
(6) 시술자는 힘 있게 시술자의 등을 1~2분간 누르며 문지르며 두드린다.

(7) 시술자는 손을 벌려 갈고리 모양으로 펴서 피시술자의 앞머리 언저리로부터 뒷머리 언저리까지 머리 빗는 동작을 10회 반복한다(그림4).

04 안면신경마비

▶ **특효혈위** 신정, 사죽공, 정명, 지창, 인중, 양백, 찬죽, 사백, 관료, 승장, 두유, 청궁, 동자료, 예풍, 협거, 인영, 곡지, 외관, 양지, 합곡, 풍지, 천주, 견정(肩井), 곡원

1) 신정
- **위치** 머리 정중선(몸을 좌우대칭으로 나누는 선) 상에서 앞머리 끝.
- **주치** 비폐, 구기

2) 사죽공
- **위치** 눈 바깥 끝 바로 위에서 눈썹 바깥 끝.
- **주치** 안면신경마비, 삼차신경통, 안검경련

3) 정명
- **위치** 내안각의 안쪽 2mm.
- **주치** 안질환, 삼차신경통

4) 지창
- **위치** 입가(구각)의 외측 1cm.
- **주치** 안면신경마비, 삼차신경통

5) 인중
- **위치** 코와 윗입술 사이에 오목하게 골이 진 곳의 중앙.
- **주치** 인사불성, 질식, 경풍으로 인한 졸도, 경련

6) 양백
- **위치** 동공의 바로 위에서, 눈썹의 상방 2cm.
- **주치** 삼차신경통, 안과질환, 안면신경마비

7) 찬죽
- **위치** 눈썹의 안쪽 끝.
- **주치** 안질환, 두통, 신경증, 불면, 고혈압증, 전두신경통

8) 사백
- **위치** 동공 바로 밑에서 안와(눈구멍) 아래쪽 1cm 밑.
- **주치** 삼차신경통, 부비강염, 안면신경마비, 상치통

9) 관료
- **위치** 눈꼬리 바로 밑의 광대뼈 아래쪽.
- **주치** 안면신경마비, 삼차신경통, 안면근경련, 급성부비강염

10) 승장
- **위치** 정중선상(몸을 좌우대칭으로 나누는 선)에서 아랫입술 바로 아래.
- **주치** 안면신경마비, 하치통

11) 두유
- **위치** 전두부의 전발제(머리털이 나기 시작한 곳)의 외각.
- **주치** 두통, 삼차신경통

12) 청궁
- 위치 귀 중앙의 바로 앞.
- 주치 중이염, 이명, 난청, 결막염

13) 동자료
- 위치 눈 바깥쪽의 외측 1cm.
- 주치 결막염, 각막실질염, 삼차신경통

14) 예풍
- 위치 측두골 유양돌기 앞끝과 하악지의 중앙.
- 주치 이질환(이통, 이명, 난청), 인통, 안면신경마비, 삼차신경통, 치통, 이관염

15) 협거
- 위치 아래턱 모서리의 앞 상방 1cm.
- 주치 안면신경마비, 하치통, 삼차신경통

16) 인영
- 위치 후두융기의 높이에서 총경동맥의 박동부.
- 주치 기관지천식, 고혈압, 관절류머티즘

17) 곡지
- 위치 요골두 바깥 위쪽으로부터 팔꿈치 안주름에 따라 내방 1cm.
- 주치 눈에 관한 병, 피부병 일절, 두·안·견·상지의 병, 치통

18) 외관
- 위치 팔꿈치와 양지의 사이에서 양지로부터 1/6.
- 주치 두통, 상완신경통, 완관절통

19) 양지
- **위치** 수관절 등쪽 주름 중에서, 총지신근과 소지신근건 사이.
- **주치** 손목의 동통, 관절류머티즘, 건초염

20) 합곡
- **위치** 손등에서 제1, 2 중수골저(底) 아래쪽의 사이.
- **주치** 안면 두부의 동통질환(면정, 두통, 치통 등), 인통

21) 풍지
- **위치** 침골 아래 풍부혈과 수평을 이루며 흉쇄유돌근과 승모근 위의 사이에 있는 패인 곳.
- **주치** 두통, 현훈, 시력장애, 축농증, 코피, 귀울림, 경부통증, 감기, 간질, 중풍, 열병, 학질, 목덜미에 생긴 혹

22) 천주
- **위치** 아문의 높이에서, 외방 2cm의 증폭근팽융부 정점 바깥쪽.
- **주치** 어깨결림, 비질환, 고혈압증, 두통, 신경쇠약, 안저출혈, 시력감퇴

23) 견정(肩井)
- **위치** 제7경추극돌기와 견봉각의 중앙.
- **주치** 견배통, 두통, 경견완통, 견관절주위염, 현훈

24) 곡원
- **위치** 견갑골 상각의 바로 밑에서, 견갑극의 위쪽.
- **주치** 견관절 주위염, 견배통

25) 자가마사지

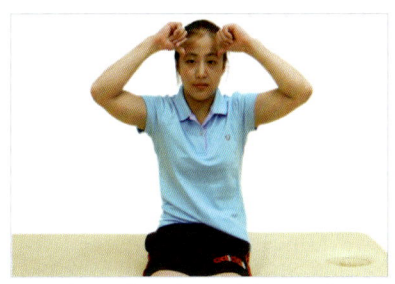 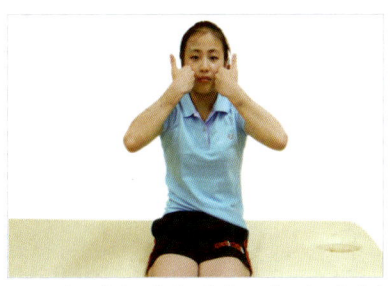

▶그림1 모지로 사죽공혈을 누르며 문지른다.
▶그림2 시지, 간지, 환지로 얼굴을 튕긴다.

(1) 좌위 혹은 반듯이 누운 자세로 하여 모지로 사죽공, 정명, 사백, 동자료, 양백, 관료, 찬죽, 인중, 승장, 예풍, 협거, 지창혈을 각각 2분간 누르며 문지른다(그림1).
(2) 모지로 시지, 간지, 환지를 고정하였다가 갑자기 손가락을 위로부터 아래로 내려오는 순서에 따라 차례로 얼굴을 튕긴다. 튕기는 힘은 적당해야 한다(그림2).
(3) 모지로 곡지, 합곡, 내관, 양지혈을 각각 2분씩 누르며 문지른다.
(4) 한 손의 시지로 인중을 취하고 다른 한 손의 시지로 승장혈을 취해 지압한다. 그리고 예풍, 관료, 협거, 지창혈을 지압한다. 시간은 10분 정도가 적당하다.

26) 대인마사지

(1) 피시술자는 반듯이 누운 자세를 취하고 시술자는 양손의 손바닥으로 부드럽고 가볍게 턱, 얼굴, 이마를 10바퀴씩 돌린다.
(2) 시술자는 모지로 피시술자의 정명, 사백, 동자료, 사죽공, 양백, 찬죽혈을 각각 2분씩 누르며 문지른다.
(3) 시술자는 지두를 이용해 피시술자의 얼굴을 가볍게 문지른다. 힘

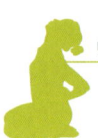

반드시 알아야 할 노인건강 생활

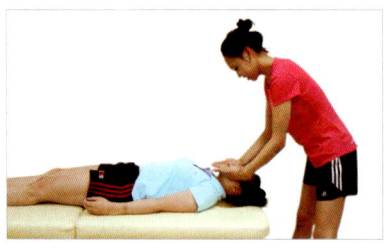

▶그림3 모소어제로 얼굴을 문지른다.

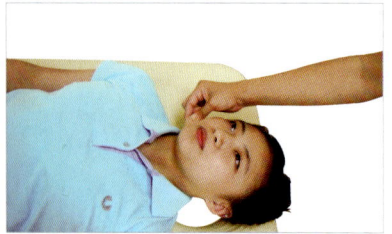

▶그림4 모지, 시지로 교근의 중심을 집어 당긴다.

은 적당해야 하는데 얼굴에 열이 나면서 빨갛게 홍조가 오를 때가 적당하다.(그림3)

(4) 시술자는 모지, 시지로 각각 위로 피시술자의 교근의 중심을 잡아 당긴다. 당기는 힘은 적당히 가해야 하며 2회 반복 실시하는 것이 적당하다.(그림4)

(5) 시술자는 모지, 시지로 각각 위로 빠르게 피시술자의 지창, 관료, 동자료혈을 각각 3~5회 주무른다.

(6) 시술자는 모지와 시지로 피시술자의 환부의 얼굴근육을 위에서 아래로 3번 회전하며 문지른다.

7) 시술자는 모지로 피시술자의 팔의 양명경의 노선을 따라 환부의 반대쪽 위주로 반복하여 20회 마사지한다.

8) 시술자는 피시술자의 견정혈을 문지른다. 문지르는 힘은 적당해야 하며 매회 10분간 실시한다.

05 불면

▶ **특효혈위** 황유, 기해, 구미, 거궐, 중완, 불용, 장문, 관원, 수삼리, 대거, 지양, 격유, 간유, 신유, 합곡, 인당, 백회, 천주, 풍지, 태양, 두유, 용천

1) 황유
- **위치** 복내선상에서 신궐(배꼽의 중심)의 높이.
- **주치** 신염, 급성하리, 당뇨병, 복막염

2) 기해
- **위치** 정중선상에서, 음교와 석문의 중앙.
- **주치** 하복통(하리, 월경통), 제통, 남녀 생식기질환

3) 구미
- **위치** 정중선상에서 흉골체하연과 배꼽의 사이, 흉골체하연(명치)으로부터 1/8 지점.
- **주치** 구토, 위통, 흉통

4) 거궐
- **위치** 정중선상에서 흉골체하연과 신궐의 사이에 흉골체하연으로부터 1/4 지점.
- **주치** 정신병, 뇌전증(전간, 간질), 격심한 위통, 구토, 심장병, 협심통, 심교통, 상지권상불능, 만성간염

5) 중완
- **위치** 정중선상에서 흉골체하연(명치)과 배꼽의 중앙.
- **주치** 위질환(위통), 식욕부진, 임신입덧, 소화기질환, 당뇨병

6) 불용
- **위치** 복간선(사타구니선 외측의 돌출한 뼈 안쪽과 정중선의 중앙을 지나는 수직선)상에서 거궐의 높이.
- **주치** 담석증, 위산과다증, 구토

7) 장문
- **위치** 제11늑골 끝.
- **주치** 늑간신경통, 하복부통, 복수, 위장질환

8) 관원
- **위치** 정중선상에서 신궐(배꼽의 중심)과 곡골의 사이에 곡골로부터 2/5 지점.
- **주치** 장질환, 설사, 하복통, 월경통, 빈뇨, 성욕감퇴, 불임증

9) 수삼리
- **위치** 곡지와 양계의 사이에서 곡지로부터 1/6 지점.
- **주치** 상지질환(주통), 비질환, 치통, 설사

10) 대거
- **위치** 복간선(상전장골극의 안쪽과 정중선의 중앙을 지나는 수직선)상에서 천추와 기충의 사이에서 천추로부터 1/4 지점.
- **주치** 하복부동통, 하리, 변비, 요통, 하지의 병, 부인과질환

11) 지양
- **위치** 제7, 8흉추극돌기 사이.
- **주치** 위통, 간염, 기관지천식, 흉막염, 두통, 늑간신경통

12) 격유
- **위치** 배내선(견갑골의 안쪽과 정중선의 중앙을 지나는 수직선)상에서 제7, 8흉추극돌기 사이의 높이.
- **주치** 위산과다증, 빈혈, 늑간신경통, 담마진, 신경쇠약, 위암, 흉막염, 식도협착

13) 간유
- **위치** 배내선(견갑골의 안쪽과 정중선의 중앙을 지나는 수직선)상에서 제 9, 10흉추극돌기 사이의 높이.
- **주치** 간질환(간염, 담석), 겨드랑이 통증, 안과질환, 요통, 불면증, 늑간신경통

14) 신유
- **위치** 배내선상에서 제2, 3요추극돌기 사이의 높이.
- **주치** 신질환, 요통, 생식기질환, 월경부조, 성교 불능, 고혈압증, 이명

15) 합곡
- **위치** 손등에서 제1, 2중수골저(底) 아래쪽의 사이.
- **주치** 안면 두부의 동통질환(면정, 두통, 치통 등), 인통

16) 인당
- **위치** 양미간의 중앙.
- **주치** 두통, 현훈, 비염, 감기, 고혈압, 불면, 소아경기

17) 백회
- **위치** 두부 뒷머리 발제(머리털이 나기 시작한 곳)로부터 정중선상 5촌(指寸) 혹은 두 귀의 이첨(耳尖)을 연결한 중앙.
- **주치** 두통, 현훈, 중풍실어, 광증, 탈항, 음정, 불면

18) 천주
- **위치** 아문의 높이에서 외방 2cm의 증폭근팽융부 정점 바깥쪽.
- **주치** 어깨결림, 비질환, 고혈압증, 두통, 신경쇠약, 안저출혈, 시력 감퇴

19) 풍지
- **위치** 침골 아래 풍부혈과 수평을 이루며 흉쇄유돌근과 승모근 위의 사이에 있는 패인 곳.
- **주치** 두통, 현훈, 시력장애, 축농증, 코피, 귀울림, 경부통증, 감기, 간질, 중풍, 열병, 학질, 목덜미에 생긴 혹

20) 태양
- **위치** 눈썹 외측 끝과 눈꼬리 중앙에서 후방으로 약 1촌의 함몰부.
- **주치** 두통, 편두통, 감기, 안면신경마비, 삼차신경통, 안질환

21) 두유
- **위치** 전두부의 전발제(머리털이 나기 시작한 곳)의 외각.
- **주치** 두통, 삼차신경통

22) 용천
- **위치** 발의 제2, 3발가락 사이의 발바닥 앞쪽과 뒤쪽의 사이에서 전방으로부터 1/3 지점.
- **주치** 고혈압증, 신질환, 심계항진, 신경쇠약

23) 자가마사지

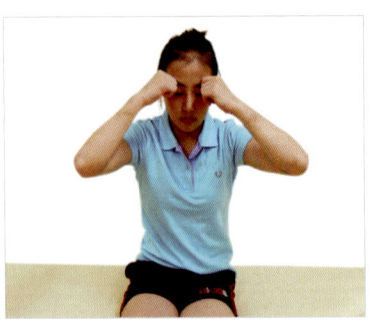

▶**그림1** 모지로 태양혈을 누르고 시지를 굽혀 인당혈로부터 눈썹을 따라 양측으로 밀어준다.

⑴ 앉은 자세로 두 눈을 자연스럽게 감은 후, 양손의 시지를 굽히고 모지로 태양혈을 누르고 시지의 굽힌 내측면으로 인당혈에서부터 시작해 양옆으로 눈썹을 따라 밀어준다. 미는 힘은 적당해야 하며 반복으로 30회 또는 횟수를 더 증가할 수도 있다. 매일 두 번씩 실시하는 것이 좋다(그림1).

⑵ 반듯이 누운 자세를 취하고 양손의 모지 지두로 태양혈을 2분간 누르면서 문지른다. 그리고 양측의 관자놀이 부분을 앞에서 뒤로 밀어준다.

⑶ 수근으로 가볍게 머리 위 백회혈을 두드린다.

⑷ 양손의 모지 지두로 풍지, 기해, 관원, 합곡혈을 각각 2분씩 누르며 문지른다.

⑸ 양손을 겹쳐 복부에 놓고 대어제 부위로 가볍게 중완혈을 2분간 누르며 문지른다.

⑹ 한 손의 시지, 간지, 환지를 붙여 용천혈을 마찰한다. 발바닥이 열이 날 때까지 하는 것이 좋다. 어지럽거나 이명을 동반하면 용천혈을 100회 정도 마찰한다.

24) 대인마사지

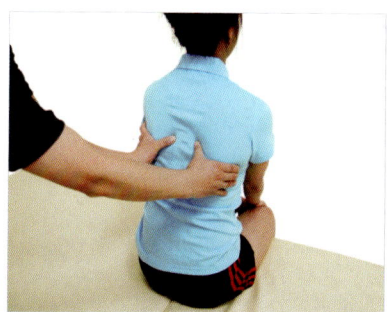
▶그림2 흉부 모지압박법

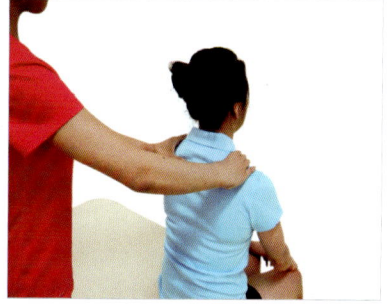
▶그림3 승모근 모지두 압박법

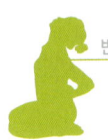

반드시 알아야 할 노인건강 생활

(1) 시술자는 한 손 손바닥으로 시곗바늘이 도는 방향으로 피시술자의 복부를 5회 마사지하고 다시 시곗바늘이 도는 반대 방향으로 5회 마사지한다. 힘은 적당히 준다.
(2) 피시술자는 앉은 자세를 취하고 전신을 이완시킨다. 시술자는 양손 주먹을 쥐고 모지관절로 척추 옆 2횡지 되는 곳을 위에서 아래로 천천히 반복하여 10회 누르며 밀어준다(그림2).
(3) 시술자는 양손의 모지 지두로 피시술자의 인당혈을 누르며 문지른다. 힘은 적당해야 하며 3분간 마사지한다.
(4) 시술자는 양손의 모지의 지두로 피시술자의 미간으로부터 양측의 눈썹 연장선의 태양혈까지 밀어준다.
(5) 시술자는 수공으로 피시술자의 앞이마, 두유, 백회혈을 각각 2분씩 누르며 문지른다.
(6) 시술자는 양손을 짐승의 발 모양으로 하여 피시술자의 앞머리 언저리로부터 뒷머리 언저리까지 빗으로 머리를 빗는 것처럼 반복하여 10회 밀어준다. 또 나무로 만든 빗으로 대체해도 된다.
(7) 마사지 시술자는 피시술자의 경부와 어깨를 연결한 선의 중심과 주위의 근육을 잡아당긴다. 10분간 실시한다(그림3).

06 고혈압

▶ **특효혈위** 백회, 인당, 찬죽, 중완, 신궐, 기해, 관원, 태양, 풍지, 내관, 용천, 곡지, 양릉천, 삼음교, 족삼리

1) 백회
- **위치** 두부 뒷머리 발제(머리털이 나기 시작한 곳)로부터 정중선상 5촌(指寸) 혹은 두 귀의 이첨(耳尖)을 연결한 중앙.

- **주치** 두통, 현훈, 중풍실어, 광증, 탈항, 음정, 불면

2) 인당
- **위치** 양미간의 중앙.
- **주치** 두통, 현훈, 비염, 감기, 고혈압, 불면, 소아경기

3) 찬죽
- **위치** 눈썹의 안쪽 끝.
- **주치** 안질환, 두통, 신경증, 불면, 고혈압증, 전두신경통

4) 중완
- **위치** 정중선상에서 흉골체하연(명치)과 배꼽의 중앙.
- **주치** 위질환(위통), 식욕부진, 임신입덧, 소화기질환, 당뇨병

5) 신궐
- **위치** 배꼽의 중심.
- **주치** 하리(따뜻한 뜸, 침은 놓지 말 것)

6) 기해
- **위치** 정중선상에서 음교와 석문의 중앙.
- **주치** 하복통(하리, 월경통), 제통, 남녀 생식기질환

7) 관원
- **위치** 정중선상에서 신궐(배꼽의 중심)과 곡골의 사이에 곡골로부터 2/5 지점.
- **주치** 장질환(설사, 하복통), 월경통, 빈뇨, 성욕감퇴, 불임증

8) 태양
- **위치** 눈썹 외측끝과 눈꼬리 중앙에서 후방으로 약 1촌의 함몰부.
- **주치** 두통, 편두통, 감기, 안면신경마비, 삼차신경통, 안질환

9) 풍지
- **위치** 침골 아래 풍부혈과 수평을 이루며 흉쇄유돌근과 승모근 위의 사이에 있는 패인 곳.
- **주치** 두통, 현훈, 시력장애, 축농증, 코피, 귀울림, 경부통증, 감기, 간질, 중풍, 열병, 학질, 목덜미에 생긴 혹

10) 내관
- **위치** 곡택과 대릉의 사이에서 대릉으로부터 1/6 지점.
- **주치** 구기, 구토, 신경증, 불면증, 위통, 흉통, 중지마비, 건초염

11) 용천
- **위치** 발의 제2, 3발가락 사이의 발바닥 앞쪽과 뒤쪽의 사이에서 전방으로부터 1/3 지점.
- **주치** 고혈압증, 신질환, 심계항진, 신경쇠약

12) 곡지
- **위치** 요골두 바깥 위쪽으로부터 팔꿈치 안주름에 따라 내방 1cm 지점.
- **주치** 눈에 관한 병, 피부병 일절, 두·안·견·상지의 병

13) 양릉천
- **위치** 비골두의 앞 아래쪽.
- **주치** 간담계질환(담낭염), 흉협통, 요통, 하지통(슬통), 반신불수

14) 삼음교
- **위치** 음릉천과 안쪽 복사뼈의 사이에서 안쪽 복사뼈의 중심으로부터 1/4의 하방 1cm에서 경골 뒤쪽의 후방 1cm 지점.
- **주치** 남녀 생식기질환, 월경통, 위장의 이상운동

15) 족삼리
- **위치** 경골조면의 아래쪽 높이에서 경골 앞쪽으로부터 바깥쪽 2cm 지점.
- **주치** 위통, 복통, 설사, 통풍, 식욕부진, 비질환, 구토, 만성병, 좌골신경통

16) 자가마사지

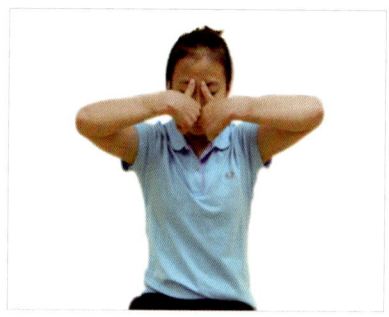
▶그림1 찬죽혈을 누르며 문지른다.

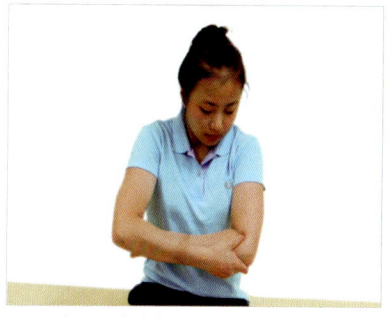
▶그림2 곡지혈을 누른다.

(1) 전신의 힘을 빼고 정신을 집중하여 조용히 10분간 앉아 있는다.
(2) 양손의 모지 지두로 태양, 찬죽, 백회혈을 각각 2분씩 누르며 문지른다(그림1).
(3) 마사지봉으로 풍지, 곡지, 내관혈을 각각 2분씩 누른다(그림2).
(4) 양손의 다섯 손가락을 갈고리 모양으로 펴서 앞머리 언저리로부터 뒷머리 언저리까지 열 손가락으로 빗처럼 반복하여 30회 빗어준

다. 나무로 만든 빗으로 대체해도 된다.

(5) 모지와 시지로 귀를 잡고 위에서 아래로 50회 누르며 문지른다.
(6) 한 손의 시지, 간지, 환지를 붙여 용천혈을 발바닥이 열이 날 때까지 마찰한다.
(7) 양손의 모지 지두로 인당혈을 2분간 누르며 문지른다.
(8) 양손의 모지 지두로 양미간으로부터 눈썹 끝머리 뒤쪽의 태양혈까지 2분간 밀어준다.

17) 대인마사지

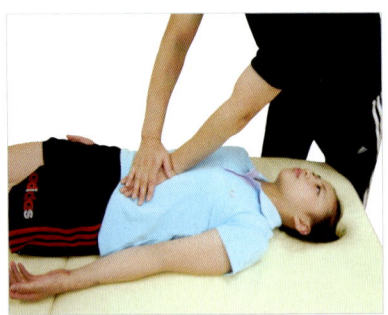
▶그림3 양손을 겹쳐 시곗바늘이 도는 방향으로 배꼽 주위를 마사지한다.

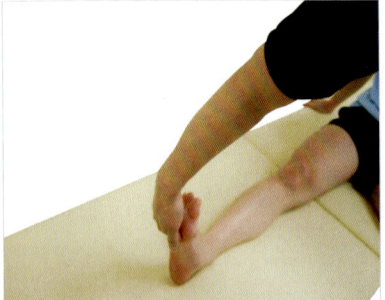
▶그림4 한 손의 시지, 간지, 환지를 붙여 용천혈을 마찰한다.

(1) 시술자는 모지와 시지로 피시술자의 양쪽 풍지혈을 2분간 누른다.
(2) 시술자는 양손으로 피시술자의 경부근육을 유념한다. 위에서 아래로 반복하여 20회 정도 피시술자가 땡땡하고 시큰시큰해 할 정도로 하는 것이 좋다.
(3) 피시술자는 반듯이 누운 자세를 취하고 시술자는 양손을 겹쳐 수공을 배꼽에 대고 시곗바늘이 도는 방향으로 2분간 마사지한다(그림3).
(4) 시술자는 양손의 모지 지두로 피시술자의 기해, 관원, 내관, 곡지,

족삼리, 삼음교, 양릉천혈을 각각 2분씩 누르며 문지른다.
(5) 시술자는 한 손의 시지, 간지, 환지를 붙여 피시술자의 용천혈을 마찰한다. 발바닥이 열이 날 때까지 하면 좋다(그림4).

07 관상동맥경화증

▶ **특효혈위** 궐음유, 신당, 고황, 심유, 방광유, 내관, 극천

1) 궐음유
- **위치** 배내선(견갑골의 안쪽과 정중선과의 중앙을 통과하는 수직선)상에서 제4, 5흉추극돌기 사이의 높이에 있음.
- **주치** 노이로제, 상치통, 비태관 폐색

2) 신당
- **위치** 배외선(견갑골의 안쪽을 지나는 수직선)상에서 제5, 6흉추극돌기 사이.
- **주치** 심장병, 배근통, 늑간신경통

3) 고황
- **위치** 배외선상에서 제4, 5흉추극돌기 사이의 높이에 있음.
- **주치** 위산과다증, 호흡기질환, 흉막염, 견관절주위염, 경견완통

4) 심유
- **위치** 배내선상에서 제5, 6흉추극돌기 사이의 높이에 있음.
- **주치** 심장질환, 기관지천식, 혈질환, 신경쇠약, 오십견

5) 방광유
- **위치** 배내선상에서 관원유와 백환유의 중앙.
- **주치** 요폐, 빈뇨, 전립선비대

6) 내관
- **위치** 곡택과 대릉의 사이에서 대릉으로부터 1/6 지점.
- **주치** 구기, 구토, 신경증, 불면증, 위통, 흉통, 중지마비, 건초염

7) 극천
- **위치** 겨드랑이 한가운데.
- **주치** 견갑관절주위염, 암내

8) 자가마사지

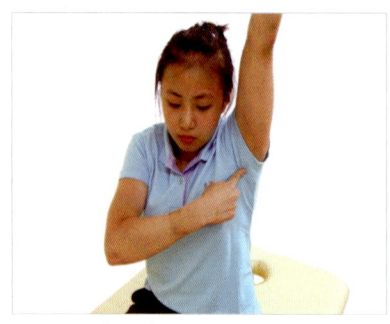 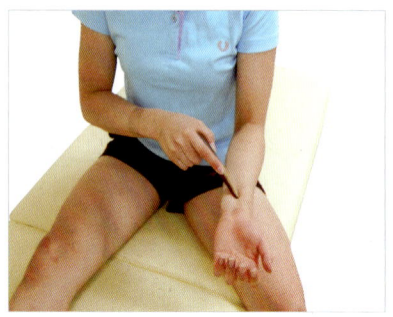

▶그림1 시지 지두로 극천혈을 누른다.   ▶그림2 내관혈을 누르며 문지른다.

⑴ 양손을 비벼 열을 낸 다음 흉부를 마찰한다. 마찰 시 힘은 좀 세게 가한다. 반복하여 50회 실시한다.
⑵ 오른손 시지 지두로 좌측 겨드랑이에 있는 극천혈을 누른다. 누를 때 힘은 적당하게 5분간 저려 나도록 하는 것이 좋다(그림1).
⑶ 마사지봉으로 내관혈을 누르며 문지른다. 힘은 조금 세게 가하는

데 2분간 누르며 문지른다(그림2).
(4) 자기 전에 손바닥으로 심장 부위를 40회 두드린다. 관상동맥경화의 발작을 예방할 수 있다.

9) 대인마사지

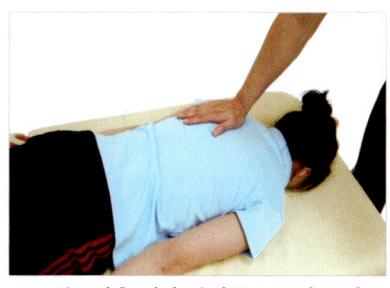
▶그림3 좌측 견갑 부위를 누르며 문지른다.

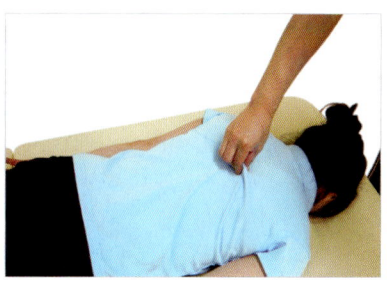
▶그림4 등의 중앙선 독맥을 잡아 당긴다.

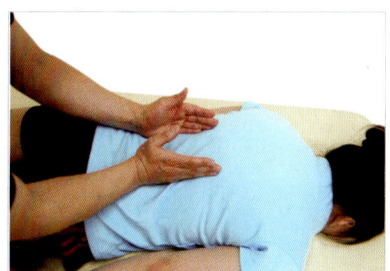
▶그림5 손바닥측면으로 등을 마찰한다.

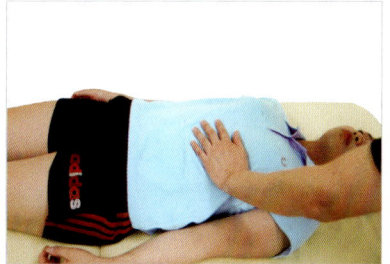
▶그림6 늑골 방향을 따라 좌우로 마찰한다.

(1) 피시술자는 엎드린 자세를 취하고 시술자는 피시술자의 좌측 견갑 부위를 5분간 누르며 문지른다. 좀 세게 힘을 가하며 피시술자가 온열감을 느낄 정도로 시술하는 것이 좋다(그림3).
(2) 시술자는 모지 지두로 피시술자 등의 심유, 궐음유, 고황혈, 신당혈을 각각 5분간 누르며 문지른다. 피시술자가 땡땡하고 시큰시큰

한 느낌이 날 때까지 시술하는 것이 좋다.
(3) 손가락으로 피시술자 등의 중앙선 독맥을 위에서 아래로 잡아 당기고 누르기를 반복하며 3회 실시한다(그림4).
(4) 시술자는 손바닥 측면으로 등의 독맥과 방광경을 마찰한다. 힘은 적당히 가하고 피시술자가 온열감을 느끼는 정도로 시술하는 것이 좋다(그림5).
(5) 피시술자는 반듯이 누운 자세를 취하고 시술자는 손바닥으로 심장부위를 2분간 빠르게 마찰한다. 그리고 나서 흉부로부터 어깨를 넘어 상지내측까지 반복하여 20회 마사지한다.
(6) 시술자는 양손의 다섯 손가락을 벌려 짐승 발 모양을 하고 피시술자의 늑골 방향을 따라 좌우로 40회 마찰한다. 마찰 시 힘은 조금 세게 가하고 피시술자가 더워 하는 감을 느끼면 적당하다(그림6).
(7) 시술자는 모지 지두로 피시술자의 극천, 내관혈을 3분씩 누른다. 피시술자가 땡땡하고 시큰시큰한 감이 들면 적당하다.

08 고지혈

▶ **특효혈위** 백회, 신정, 인당, 태양, 찬죽, 전정(前頂), 중완, 기해, 천추, 관원, 태연, 어제, 내관, 소상, 합곡, 양지

1) 백회
- **위치** 두부 뒷머리 발제(머리털이 나기 시작한 곳)로부터 정중선상 5촌(指寸) 혹은 두 귀의 이첨(耳尖)을 연결한 중앙.
- **주치** 두통, 현훈, 중풍실어, 광증, 탈항, 음정, 불면

2) 신정
- **위치** 머리 정중선(몸을 좌우대칭으로 나누는 선)상에서 앞머리 끝.

- **주치** 비폐, 구기

3) 인당
- **위치** 양미간의 중앙.
- **주치** 두통, 현훈, 비염, 감기, 고혈압, 불면, 소아경기

4) 태양
- **위치** 눈썹 외측끝과 눈꼬리 중앙에서 후방으로 약 1촌의 함몰부.
- **주치** 두통, 편두통, 감기, 안면신경마비, 삼차신경통, 안질환

5) 찬죽
- **위치** 눈썹의 안쪽끝.
- **주치** 안질환, 두통, 신경증, 불면, 고혈압증, 전두신경통

6) 전정(前頂)
- **위치** 머리 정중선(몸을 좌우대칭으로 나누는 선)상에서 신회와 백회의 중앙.
- **주치** 불면, 두통, 고혈압증, 신경증

7) 중완
- **위치** 정중선상에서 흉골체하연(명치)과 배꼽의 중앙.
- **주치** 위질환(위통), 식욕부진, 임신입덧, 소화기질환, 당뇨병

8) 기해
- **위치** 정중선상에서 음교와 석문의 중앙.
- **주치** 하복통(하리, 월경통), 제통, 남녀 생식기질환

9) 천추
- **위치** 복간선(상전 장골극 안쪽과 정중선의 중앙을 지나는 수직선)상에서 신궐의 높이.
- **주치** 대장질환(하리, 배꼽통), 당뇨병

10) 관원
- **위치** 정중선상에서 신궐(배꼽의 중심)과 곡골의 사이에 곡골로부터 2/5 지점.
- **주치** 장질환(설사, 하복통), 월경통, 빈뇨, 성욕감퇴, 불임증
- **발반사구** 뇌하수체, 두부, 갑상선, 비장
- **손반사구** 신장, 위, 폐, 심장, 소장, 췌장, 십이지장

11) 태연
- **위치** 수관절 손바닥 주름상에서 엄지 측 동맥부.
- **주치** 수관절염, 류머티즘, 호흡곤란, 건초염

12) 어제
- **위치** 제1중수골의 중앙에서 손바닥 엄지 측.
- **주치** 모지통, 모지건초염

13) 내관
- **위치** 곡택과 대릉의 사이에서 대릉으로부터 1/6 지점.
- **주치** 구기, 구토, 신경증, 불면증, 위통, 흉통, 중지마비, 건초염

14) 소상
- **위치** 엄지손가락 안쪽에서 손톱각으로부터 상방 2mm 지점.
- **주치** 인통

15) 합곡
- 위치 손등에서 제1, 2 중수골저(底) 아래쪽의 사이.
- 주치 안면 두부의 동통질환(면정, 두통, 치통 등), 인통

16) 양지
- 위치 수관절 등쪽 주름 중에서 총지신근과 소지신근건 사이.
- 주치 손목의 동통, 관절류머티즘, 건초염

17) 자가마사지

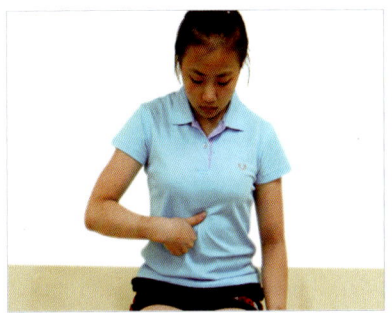
▶그림1 모지로 중완혈을 누른다.

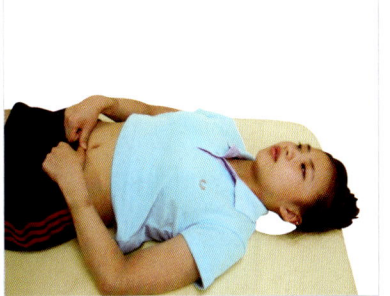
▶그림2 모지로 기해혈을 누르며 문지른다.

(1) 양손의 모지 지두로 태양혈을 누르며 문지른다. 조금 세게 힘을 가하고 1분간 진행한다. 매일 수요에 따라 마사지하도록 한다.
(2) 모지 지두로 중완혈을 2분간 누른다(그림1).
(3) 모지 지두로 기해혈을 2분간 누르며 문지른다(그림2).
(4) 모지와 기타 손가락으로 내관혈을 2분간 문지른다. 힘은 조금 세게 가하고 국부가 땡땡하고 시큰시큰할 정도로 하면 좋다.

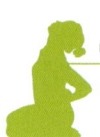

반드시 알아야 할 노인건강 생활

18) 대인마사지

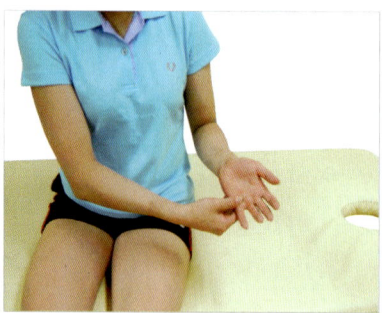

▶그림3 손의 심장반사구를 마사지한다.

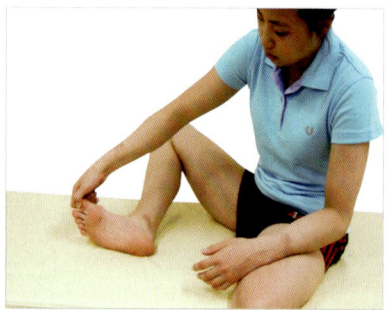

▶그림4 족부의 뇌하수체 반사구를 마사지한다.

(1) 피시술자는 반듯이 누운 자세를 취하고 시술자는 양손의 모지 지두로 합곡, 소상, 어제, 양지혈을 각각 2분씩 누른다. 힘은 적당하게 한다.

(2) 피시술자는 편한 자세를 취하고 시술자는 피시술자의 손 부위의 폐, 심장, 췌장, 위, 소장, 십이지장, 신장 등 반사구를 각각 1분씩 마사지한다(그림3).

(3) 시술자는 한 손으로 피시술자의 발뒤꿈치를 잡고 다른 한 손으로는 시지를 굽혀 중절관절 부위로 족부의 두부, 뇌하수체, 갑상선, 비장 등 반사구를 각각 50회씩 마사지한다(그림4).

09 당뇨병

▶ **특효혈위** 수분, 기해, 관원, 중극, 중완, 황유, 천추, 대횡, 수삼리, 대거, 내관, 수도, 위유, 췌장유, 신유, 곡지, 합곡, 양릉천, 지기, 삼음교, 혈해, 족삼리

1) 수분
- **위치** 정중선상에서 흉골체하연(명치)과 배꼽의 사이에서 신궐로부터 1/8 지점.
- **주치** 이수효과(하리, 위내정수, 신염, 복수)

2) 기해
- **위치** 정중선상에서 음교와 석문의 중앙.
- **주치** 하복통(하리, 월경통), 제통, 남녀 생식기질환

3) 관원
- **위치** 정중선상에서 신궐(배꼽의 중심)과 곡골의 사이에 곡골로부터 2/5 지점.
- **주치** 장질환(설사, 하복통), 월경통, 빈뇨, 성욕감퇴, 불임증

4) 중극
- **위치** 정중선상에서 배꼽과 곡골의 사이에 곡골로부터 1/5 지점.
- **주치** 비뇨·생식기질환(요도염, 야뇨증, 방광염, 성교불능), 두중

5) 중완
- **위치** 정중선상에서 흉골체하연(명치)과 배꼽의 중앙.
- **주치** 위질환(위통), 식욕부진, 임신입덧, 소화기질환, 당뇨병

6) 황유
- **위치** 복내선상에서 신궐(배꼽의 중심)의 높이.
- **주치** 신염, 급성하리, 당뇨병, 복막염

7) 천추
- **위치** 복간선(상전장골극 안쪽과 정중선의 중앙을 지나는 수직선)상에서

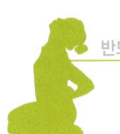

반드시 알아야 할 노인건강 생활

　　　신궐의 높이.
- **주치** 대장질환(하리, 배꼽통), 당뇨병

8) 대횡
- **위치** 복외선(사타구니선 바깥쪽의 돌출한 뼈 안쪽과 정중선의 사이에서 바깥쪽 1/8을 지나는 수직선)상에서 신궐(배꼽의 중심)의 높이.
- **주치** 변비, 하리, 하복통

9) 수삼리
- **위치** 곡지와 양계의 사이에서 곡지로부터 1/6 지점.
- **주치** 상지질환(주통), 비질환, 치통, 설사

10) 대거
- **위치** 복간선(상전장골극의 안쪽과 정중선의 중앙을 지나는 수직선)상에서 천추와 기충의 사이에서 천추로부터 1/4 지점.
- **주치** 하복부동통, 하리, 변비, 요통, 하지의 병, 부인과질환

11) 내관
- **위치** 곡택과 대릉의 사이에서 대릉으로부터 1/6 지점.
- **주치** 구기, 구토, 신경증, 불면증, 위통, 흉통, 중지마비, 건초염

12) 수도
- **위치** 복간선상에서 천추와 기충의 사이에 기충으로부터 3/8 지점.
- **주치** 대하, 월경불순, 하복통

13) 위유
- **위치** 배내선(견갑골의 안쪽과 정중선의 중앙을 지나는 수직선)상에서 제12흉추와 제1요추극돌기 사이의 높이.

- **주치** 위질환(위통), 담석통, 소화불량

14) 췌장유
- **위치** 경외기혈로서 제8흉추극돌기 아래에서 옆으로 1.5촌 되는 곳.
- **주치** 당뇨병, 인후건조, 췌장염, 구토, 복통

15) 신유
- **위치** 배내선상에서 제2, 3요추극돌기 사이의 높이.
- **주치** 신질환, 요통, 생식기질환, 월경부조, 성교불능, 고혈압증, 이명

16) 곡지
- **위치** 요골두 바깥 위쪽으로부터 팔꿈치 안주름에 따라 내방 1cm 지점.
- **주치** 눈에 관한 병, 피부병 일절, 두·안·견·상지의 병, 치통

17) 합곡
- **위치** 손등에서 제1, 2중수골저(底) 아래쪽의 사이.
- **주치** 안면 두부의 동통질환(면정, 두통, 치통 등), 인통

18) 양릉천
- **위치** 비골두의 앞 아래쪽.
- **주치** 간담계질환(담낭염), 흉협통, 요통, 하지통(슬통), 반신불수

19) 지기
- **위치** 음릉천과 내과(안 복사뼈) 정점의 사이에서 음릉천으로부터 1/4 지점.
- **주치** 위산과다, 위·십이지장궤양, 당뇨병, 하리

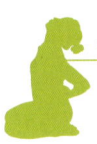

반드시 알아야 할 노인건강 생활

20) 삼음교
- **위치** 음릉천과 안쪽 복사뼈의 사이에서 안쪽 복사뼈의 중심으로부터 1/4의 하방 1cm에서, 경골 뒤쪽의 후방 1cm 지점.
- **주치** 남녀 생식기질환, 월경통, 위장의 이상운동

21) 혈해
- **위치** 충문과 슬개골 위, 안쪽의 사이에서 아래로부터 1/6 지점.
- **주치** 슬통증, 월경부조, 담마진

22) 족삼리
- **위치** 경골조면의 아래쪽 높이에서 경골 앞쪽으로부터 바깥쪽 2cm 지점.
- **주치** 위통, 복통, 설사, 통풍, 식욕부진, 비질환, 구토, 만성병, 좌골신경통

23) 자가마사지

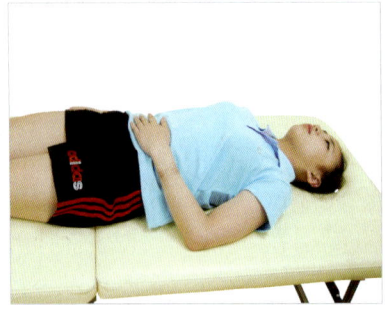

▶**그림1** 수근으로 한쪽 허리부터 반대쪽까지 마찰한다.

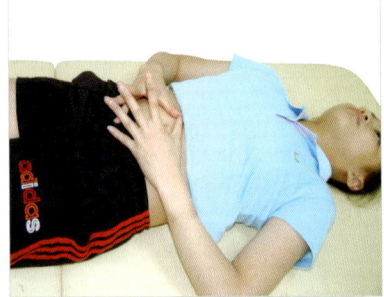

▶**그림2** 수근으로 대횡혈, 소지로 관원혈, 모지로 중완혈을 누른다.

(1) 반듯이 누운 자세로 수근으로 흉골 아래로부터 중극혈까지 마찰한

다. 힘은 적당해야 하며 2분간 실시한다.
(2) 수근으로 한쪽의 허리 측면으로부터 다른 한쪽 측면까지 밀어주고 다시 다섯 손가락 지두로 문지르면서 원위치로 돌아온다. 힘은 조금 세게 가하고 3분간 실시한다(그림1).
(3) 양손의 손가락을 자연스럽게 교차하고 양손의 수근으로 양측의 대횡혈을 누르고 동시에 양손의 소지로 관원혈을 누르며 양손의 모지로 중완혈을 누른다. 위치를 확정한 다음 힘은 적당하게 주고 가볍게 5분간 누른다(그림2).
(4) 모지로 중완, 기해, 천추혈을 각각 2분씩 문지른다.
(5) 양손의 모지로 양측의 발목 내측과 아킬레스건을 5분간 문지른다.

24) 대인마사지

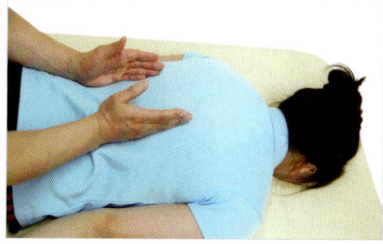
▶그림3 양손의 소어제로 척추 양측을 마찰하면서 문지른다.

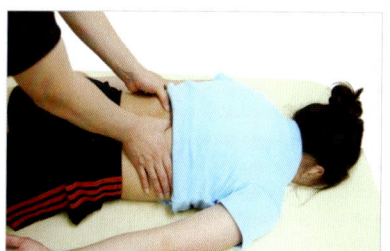
▶그림4 양손의 모지로 비유혈을 누른다.

(1) 피시술자는 엎드린 자세를 취하고 시술자는 양손의 소어제로 척추 양옆을 따라 위에서 아래로 경찰하면서 문지른다. 반복하여 5회 실시하며 피시술자가 따뜻함을 느낄 때까지 하면 좋다(그림3).
(2) 시술자는 양손의 모지로 피시술자의 췌장혈을 누르며 문지른다. 힘은 좀 세게 가하며 피시술자가 땡땡하고 시큰시큰할 정도로 하면 적당하다.

(3) 시술자는 양손의 모지로 피시술자의 비유, 위유, 신유혈을 누른다. 누르는 힘을 조금 세게 가하며 매 혈위는 각각 2분씩 누르며 피시술자가 땡땡하고 시큰시큰할 정도로 느끼면 적당하다(그림4).

(4) 피시술자는 반듯이 누운 자세를 취하고 시술자는 양손의 모지로 피시술자의 중완, 기해, 관원, 혈해, 족삼리, 삼음교, 합곡, 내관혈을 각각 3분씩 누르며 문지른다.

10 만성위염

▶ **특효혈위** 간유, 위유, 격유, 비유, 합곡, 신궐, 곡골, 거궐, 중완, 천추, 중극, 내관, 삼음교, 족삼리

1) 간유
- **위치** 배내선(견갑골의 안쪽과 정중선의 중앙을 지나는 수직선)상에서 제9, 10흉추극돌기 사이의 높이.
- **주치** 간질환(간염, 담석), 겨드랑이 통증, 안과질환, 요통, 불면증, 늑간신경통

2) 위유
- **위치** 배내선상에서 제12흉추와 제1요추극돌기 사이의 높이.
- **주치** 위질환(위통), 담석통, 소화불량

3) 격유
- **위치** 배내선상에서 제7, 8흉추극돌기 사이의 높이.
- **주치** 위산과다증, 빈혈, 늑간신경통, 담마진, 신경쇠약, 위암, 흉막염, 식도협착

4) 비유
- **위치** 배내선상에서 제11, 12흉추극돌기 사이의 높이.
- **주치** 위·간·담질환, 당뇨병, 요통, 건망증

5) 합곡
- **위치** 손등에서 제1, 2중수골저(底) 아래쪽 사이.
- **주치** 안면 두부의 동통질환(면정, 두통, 치통 등), 인통

6) 신궐
- **위치** 배꼽의 중심.
- **주치** 하리(따뜻한 뜸, 침은 놓지 말 것)

7) 곡골
- **위치** 정중선상에서 치골결합 상연.
- **주치** 임질, 요도염, 야뇨증, 방광염

8) 거궐
- **위치** 정중선상에서 흉골체하연과 신궐의 사이에 흉골체하연으로부터 1/4 지점.
- **주치** 정신병, 뇌전증(전간, 간질), 격심한 위통, 구토, 심장병, 협심통, 심교통, 상지권상불능, 만성간염

9) 중완
- **위치** 정중선상에서 흉골체하연(명치)과 배꼽의 중앙.
- **주치** 위질환(위통), 식욕부진, 임신입덧, 소화기질환, 당뇨병

10) 천추
- **위치** 복간선(상전장골극 안쪽과 정중선의 중앙을 지나는 수직선)상에서

신궐의 높이.
- **주치** 대장질환(하리, 배꼽통), 당뇨병

11) 중극
- **위치** 정중선상에서 배꼽과 곡골의 사이에 곡골로부터 1/5 지점.
- **주치** 배뇨·생식기질환(요도염, 야뇨증, 방광염, 성교불능), 두중

12) 내관
- **위치** 곡택과 대릉의 사이에서 대릉으로부터 1/6 지점.
- **주치** 구기, 구토, 신경증, 불면증, 위통, 흉통, 중지마비, 건초염

13) 삼음교
- **위치** 음릉천과 안쪽 복사뼈의 사이에서 안쪽 복사뼈의 중심으로부터 1/4의 하방 1cm에서 경골 뒤쪽의 후방 1cm 지점.
- **주치** 남녀 생식기질환, 월경통, 위장의 이상운동

14) 족삼리
- **위치** 경골조면의 아래쪽 높이에서 경골 앞쪽으로부터 바깥쪽 2cm에 있다.
- **주치** 위통, 복통, 설사, 통풍, 식욕부진, 비질환, 구토, 만성병, 좌골신경통

15) 자가마사지
(1) 반듯이 누운 자세를 취하고 양손은 겹쳐 명치부터 거궐까지 5분간 마찰하며 다시 시곗바늘이 도는 방향으로 상복부를 마찰하며 따뜻해질 때까지 실시한다.
(2) 양손의 손바닥으로 양측의 늑골을 따라 마찰한다. 위에서 아래로 반복하며 따뜻해질 때까지 30회 정도 마사지한다.

16) 대인마사지

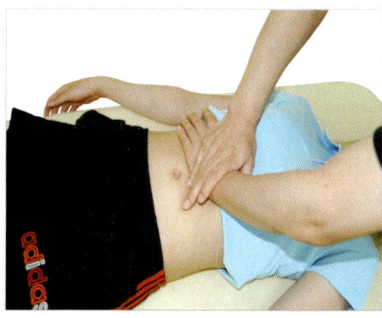
▶그림1 양손을 겹쳐 시곗바늘이 도는 방향으로 상복부를 마찰한다.

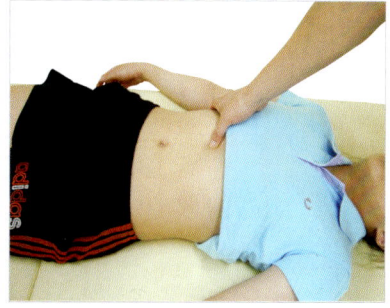
▶그림2 모지 지두로 거궐혈을 누른다.

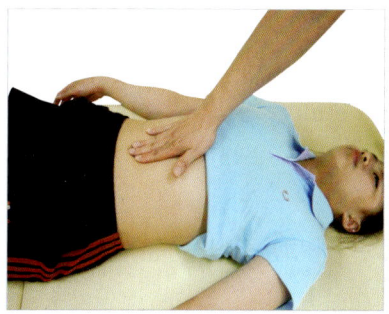
▶그림3 신체의 중앙선을 따라 상하로 마사지한다.

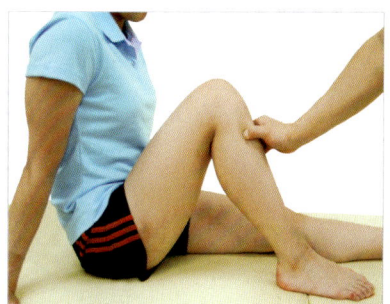
▶그림4 모지로 족삼리혈을 누른다.

(1) 피시술자는 반듯이 누운 자세를 취하고 시술자는 양손을 비벼 열이 나게 한 다음 양손의 수공을 겹쳐 피시술자의 상복부에 대고 시곗바늘이 도는 방향으로 마찰한다. 마찰 시 좀 강하게 힘을 주고 5분간 따뜻한 감이 나면 좋다(그림1).

(2) 시술자는 모지 지두로 피시술자의 중완, 신궐, 거궐혈을 각각 3분씩 피시술자가 팽만하고 시큰시큰한 감이 있게 누른다(그림2).

(3) 시술자는 시지, 간지, 환지를 붙여 피시술자의 신체의 정중앙선을 따라 상하로 마사지한다. 힘은 적당하게 3분간 반복하여 실시한다(그림3).

(4) 시술자는 모지로 피시술자의 삼음교, 족삼리혈을 누른다. 누를 때 힘은 좀 강하게 주고 매회 3분 동안 실시한다(그림4).

(5) 피시술자는 엎드린 자세를 취하고 시술자는 모지 지두로 피시술자의 위유, 간유, 피유, 격유혈을 각각 3분간 힘을 조금 강하게 주어 누른다.

11 위하수

▶ **특효혈위** 간유, 비유, 위유, 소장유, 곡지, 거궐, 불용, 중완, 천추, 기해, 내관, 관원, 삼음교, 족삼리

1) 간유
- **위치** 배내선(견갑골의 안쪽과 정중선의 중앙을 지나는 수직선)상에서 제9, 10흉추극돌기 사이의 높이.
- **주치** 간질환(간염, 담석), 겨드랑이 통증, 안과질환, 요통, 불면증, 늑간신경통

2) 비유
- **위치** 배내선상에서 제11, 12흉추극돌기 사이의 높이.
- **주치** 위·간·담질환, 당뇨병, 요통, 건망증

3) 위유
- **위치** 배내선상에서 제12흉추와 제1요추극돌기 사이의 높이.
- **주치** 위질환(위통), 담석통, 소화불량

4) 소장유
- **위치** 배내선상에서 관원유와 백환유의 사이의 상방으로부터 1/4 지점.
- **주치** 부인과질환(월경불순, 자궁출혈), 슬관절염

5) 곡지
- **위치** 요골두 바깥 위쪽으로부터 팔꿈치 안주름에 따라 내방 1cm 지점.
- **주치** 눈에 관한 병, 피부병 일절, 두·안·견·상지의 병, 치통

6) 거궐
- **위치** 정중선상에서 흉골체하연과 신궐의 사이에 흉골체하연으로부터 1/4 지점.
- **주치** 정신병, 뇌전증(전간, 간질), 격심한 위통, 구토, 심장병, 협심통, 심교통, 상지권상불능, 만성간염

7) 불용
- **위치** 복간선(사타구니선 외측의 돌출한 뼈 안쪽과 정중선의 중앙을 지나는 수직선)상에서 거궐의 높이.
- **주치** 담석증, 위산과다증, 구토

8) 중완
- **위치** 정중선상에서 흉골체하연(명치)과 배꼽의 중앙.
- **주치** 위질환(위통), 식욕부진, 임신입덧, 소화기질환, 당뇨병

9) 천추
- **위치** 복간선상에서 신궐의 높이.

- **주치** 대장질환(허리, 배꼽통), 당뇨병

10) 기해
- **위치** 정중선상에서 음교와 석문의 중앙.
- **주치** 하복통(허리, 월경통), 제통, 남녀 생식기질환

11) 내관
- **위치** 곡택과 대릉의 사이에서 대릉으로부터 1/6 지점.
- **주치** 구기, 구토, 신경증, 불면증, 위통, 흉통, 중지마비, 건초염

12) 관원
- **위치** 정중선상에서 신궐(배꼽의 중심)과 곡골의 사이에 곡골로부터 2/5 지점.
- **주치** 장질환(설사, 하복통), 월경통, 빈뇨, 성욕감퇴, 불임증

13) 삼음교
- **위치** 음릉천과 안쪽 복사뼈의 사이에서 안쪽 복사뼈의 중심으로부터 1/4의 하방 1cm에서 경골 뒤쪽의 후방 1cm 지점.
- **주치** 남녀 생식기질환, 월경통, 위장의 이상운동

14) 족삼리
- **위치** 경골조면의 아래쪽 높이에서 경골 앞쪽으로부터 바깥쪽 2cm에 있다.
- **주치** 위통, 복통, 설사, 통풍, 식욕부진, 비질환, 구토, 만성병, 좌골신경통

15) 자가마사지

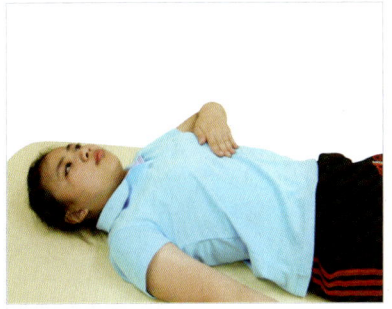
▶그림1 복부 자가마사지

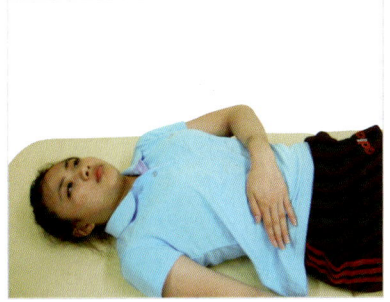
▶그림2 외복부 수공자가마사지

(1) 반듯이 누운 자세로 무릎을 굽히고 양손을 복부에 놓고 위에서 아래로 밀어준다. 힘은 적당히 가하고 반복하여 10~15회 실시하고 다시 오른손으로 시곗바늘이 도는 방향으로 복부를 20~30회 밀어준다.

(2) 왼손의 수공을 왼쪽 상복부에 놓고 아래로 오른쪽 하복부까지 밀고 다시 오른손 수공을 오른쪽 상복부에 놓고 아래로 왼쪽 하복부까지 밀어준다. 양손을 교체하면서 힘은 적당히 가하고 각각 10~15회 실시한다(그림1, 2).

(3) 모지로 중완혈을 누른다. 숨을 들이마실 때 천천히 내리누른다. 내쉴 때 천천히 손을 늦춘다. 약 10분간 누른다.

(4) 앉은 자세를 취하고 양손의 모지로 족삼리, 곡지혈을 3분간 누르며 문지른다.

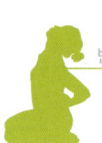

16) 대인마사지

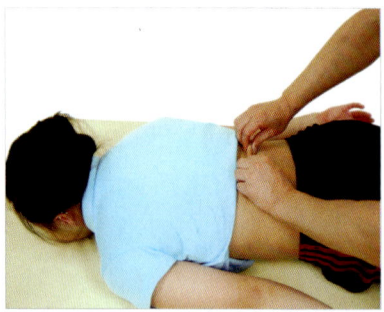 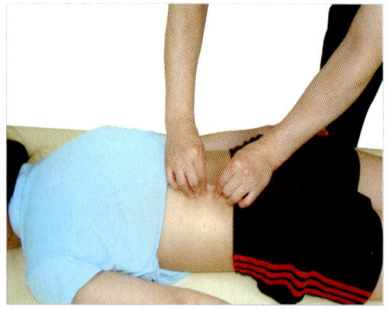

▶그림3 척추 옆 1.5촌 되는 곳을 따라 척추꾸미기를 한다.
▶그림4 양손의 다섯 손가락을 붙이고 척추 양측 1.5촌 되는 곳을 누른다.

(1) 피시술자는 엎드린 자세를 취하고 시술자는 피시술자의 척추 양측을 따라 마사지한다. 상하를 반복하여 3회 실시한다. 다시 척추 옆 1.5촌 되는 곳을 따라 아래에서 위로 척추꾸미기를 실시한다. 반복하여 3회 실시한다(그림3).

(2) 시술자는 양손의 다섯 손가락을 붙이고 피시술자의 척추 양측 1.5촌 되는 곳을 누른다. 누를 때 힘은 좀 강하게 주어야 하며 상하로 반복하여 3회 실시한다(그림4).

(3) 시술자는 양손의 모지로 피시술자의 간유, 비유, 위유, 소장유혈을 누르며 문지른다. 힘은 적당히 주어야 하며 매 혈위는 각각 3분씩 누르며 문지른다.

(4) 피시술자는 반듯이 누운 자세를 취하고 시술자는 손을 배꼽에 놓고 시곗바늘이 도는 방향으로 20~30회 밀어준다. 미는 힘은 적당해야 한다.

(5) 시술자는 양손의 모지로 피시술자의 내관, 관원, 기해혈을 각각 3분간 누르며 문지른다.

12 딸꾹질

▶ **특효혈위** 중완, 결분, 기사, 전중, 장문, 격유, 내관, 용천, 족삼리

1) 중완
- **위치** 정중선상에서 흉골체하연(명치)과 배꼽의 중앙.
- **주치** 위질환(위통), 식욕부진, 임신입덧, 소화기질환, 당뇨병

2) 결분
- **위치** 기호의 바로 위에서 쇄골 위쪽.
- **주치** 인통, 해수, 상지통

3) 기사
- **위치** 소쇄골상와에서 쇄골의 위쪽.
- **주치** 해수, 인통, 천식

4) 전중
- **위치** 정중선상에서 흉골경절흔 위쪽과 중정의 사이에 중정으로부터 1/5 지점.
- **주치** 심장병, 신경증, 우울증, 천명, 정신병

5) 장문
- **위치** 제11늑골 끝.
- **주치** 늑간신경통(하복부통), 복수, 위장질환

6) 격유
- **위치** 배내선(견갑골의 안쪽과 정중선의 중앙을 지나는 수직선)상에서 제

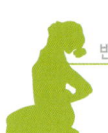

반드시 알아야 할 노인건강 생활

7, 8흉추극돌기 사이의 높이.
- **주치** 위산과다증, 빈혈, 늑간신경통, 담마진, 신경쇠약, 위암, 흉막염, 식도협착

7) 내관
- **위치** 곡택과 대릉의 사이에서 대릉으로부터 1/6 지점.
- **주치** 구기, 구토, 신경증, 불면증, 위통, 흉통, 중지마비, 건초염

8) 용천
- **위치** 제2, 3발가락 사이의 발바닥 앞쪽과 뒤쪽의 사이에서 전방으로부터 1/3 지점.
- **주치** 고혈압증, 신질환, 심계항진, 신경쇠약

9) 족삼리
- **위치** 경골조면의 아래쪽 높이에서 경골 앞쪽으로부터 바깥쪽 2cm 지점.
- **주치** 위통, 복통, 설사, 통풍, 식욕부진, 비질환, 구토, 만성병, 좌골신경통

10) 자가마사지

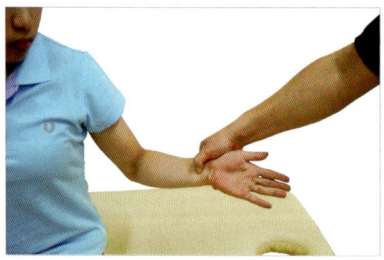

▶그림1 모지 지두로 내관혈을 누른다.

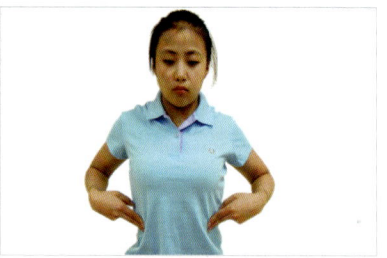

▶그림2 모지, 시지를 마주하여 장문혈을 잡아당긴다.

(1) 앉은 자세를 취하고 깊게 들이마시고 몇 초간 숨을 죽이고 있다가 천천히 내뱉는다. 반복하여 2분간 실시한다.
(2) 양손을 교체하여 모지로 내관혈을 누른다. 힘은 적당해야 한다(그림1).
(3) 손바닥을 상복부에 놓고 중완혈을 중심으로 시곗바늘이 도는 방향으로 반복하여 50바퀴 마사지한다. 복부가 열이 날 정도로 마사지하면 좋다.
(4) 양손의 모지, 시지를 마주하여 장문혈을 집어 올린다. 땡땡하고 시큰시큰할 정도로 하면 좋다(그림2).
(5) 한 손의 시지, 간지, 환지를 붙여 용천혈을 마찰한다. 발바닥이 열이 날 정도로 하면 좋다.
(6) 양손의 간지로 결분혈을 누른다. 힘은 적당해야 하며 1분간 실시한다.

11) 대인마사지

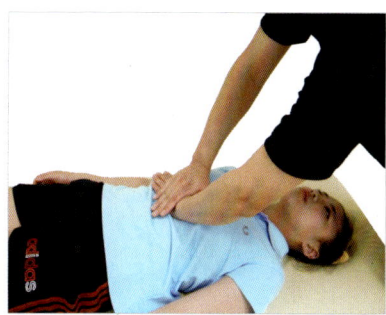
▶그림3 손바닥으로 중완혈을 마사지한다.

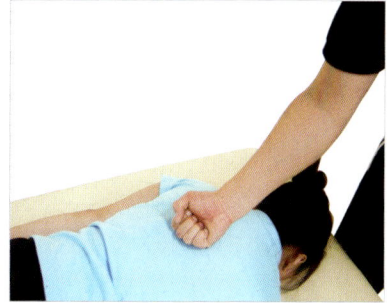
▶그림4 손등으로 위에서 아래로 등을 문지른다.

(1) 피시술자는 반듯이 누운 자세를 취하고 시술자는 모지 지첨으로 눈언저리 상연 내측에 오목하게 들어간 혈위를 누른다. 피시술자가

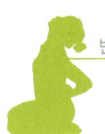
반드시 알아야 할 노인건강 생활

땡땡하고 시큰시큰해 하면 좋다.
(2) 시술자는 손바닥을 피시술자의 상복부에 놓고 중완혈을 중심으로 시곗바늘이 도는 방향으로 마사지한다. 반복하여 복부가 뜨거워 질 때까지 50바퀴 마사지한다(그림3).
(3) 시술자는 모지 지두로 피시술자의 내관, 전중, 기사, 족삼리혈을 각각 2분씩 누른다.
(4) 피시술자는 엎드린 자세를 취하고 시술자는 지두로 척추 양측을 따라 척추꾸미기를 한다. 그리고 격유혈을 힘 있게 누른다. 상하를 반복하여 3회 실시한다.
(5) 시술자는 양손을 주먹을 쥔 채로 손등으로 위에서 아래로 등을 문지른다. 피시술자가 등의 심층에 열이 나는 느낌이 들 때까지 진행한다(그림4).

13 만성간염

▶ **특효혈위** 간유, 담유, 신유, 대장유, 전중, 중완, 장문, 천추, 족삼리, 백회, 두유, 태양

1) 간유
- **위치** 배내선(견갑골의 안쪽과 정중선의 중앙을 지나는 수직선)상에서 제9, 10흉추극돌기 사이의 높이.
- **주치** 간질환(간염, 담석), 겨드랑이 통증, 안과질환, 요통, 불면증, 늑간신경통

2) 담유
- **위치** 배내선상에서 제10, 11흉추극돌기 사이의 높이.
- **주치** 십이지장궤양, 흉통

3) 신유
- **위치** 배내선상에서 제2, 3요추극돌기 사이의 높이.
- **주치** 신질환, 요통, 생식기질환, 월경부조, 성교불능, 고혈압증, 이명

4) 대장유
- **위치** 배내선상에서 제4, 5요추극돌기 사이.
- **주치** 하리, 변비, 요통, 좌골신경통, 슬관절염

5) 전중
- **위치** 정중선상에서 흉골경절흔 위쪽과 중정의 사이에 중정으로부터 1/5 지점.
- **주치** 심장병, 신경증, 우울증, 천명, 정신병

6) 중완
- **위치** 정중선상에서 흉골체하연(명치)과 배꼽의 중앙.
- **주치** 위질환(위통), 식욕부진, 임신입덧, 소화기질환, 당뇨병

7) 장문
- **위치** 제11늑골 끝.
- **주치** 늑간신경통(하복부통), 복수, 위장질환

8) 천추
- **위치** 복간선(상전장골극 안쪽과 정중선의 중앙을 지나는 수직선)상에서 신궐의 높이.
- **주치** 대장질환(하리, 배꼽통), 당뇨병

9) 족삼리
- **위치** 경골조면의 아래쪽 높이에서 경골 앞쪽으로부터 바깥쪽 2cm 지점.
- **주치** 위통, 복통, 설사, 통풍, 식욕부진, 비질환, 구토, 만성병, 좌골신경통

10) 백회
- **위치** 정중선상에서 신정과 뇌호의 중앙.
- **주치** 탈항, 진정효과(두통, 신경쇠약, 불면증, 고혈압증, 중풍)

11) 두유
- **위치** 전두부의 전발제(머리털이 나기 시작한 곳)의 외각.
- **주치** 두통, 삼차신경통

12) 태양
- **위치** 눈썹 외측끝과 눈꼬리 중앙에서 후방으로 약 1촌의 함몰부.
- **주치** 두통, 편두통, 감기, 안면신경마비, 삼차신경통, 안질환

13) 대인마사지

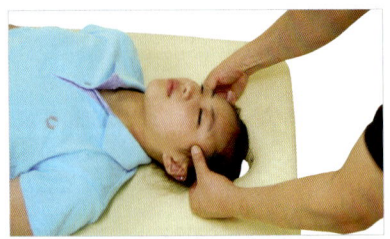 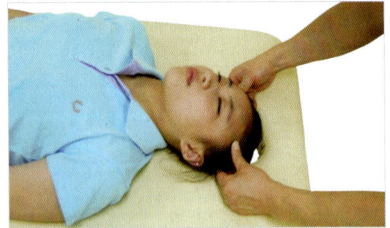

▶그림1 양손의 간지로 태양혈을 누른다.　▶그림2 두유혈을 누른다.

(1) 피시술자는 반듯이 누운 자세를 취하고 시술자는 양손의 간지 혹은 마사지봉으로 피시술자의 태양혈, 두유혈, 백회혈을 누른다. 마사

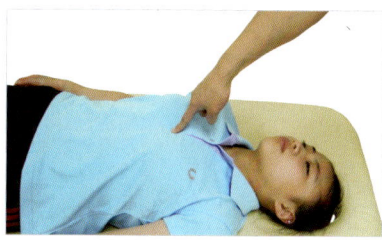
▶그림3 전중혈을 누르며 문지른다.

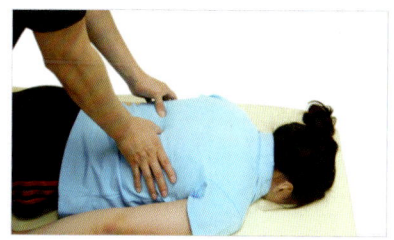
▶그림4 양손의 모지 지두로 간유혈을 누르며 문지른다.

지 힘은 적당히 하고 매 혈위를 3분씩 마사지 한다(그림1, 2).
(2) 시술자는 피시술자의 전중, 중완, 천추, 장문, 족삼리혈을 누르며 문지른다. 힘은 적당해야 하며 매 혈위는 각각 5분간 누르며 문지른다(그림3).
(3) 피시술자는 엎드린 자세를 취하고 시술자는 양손의 모지 지두로 간유, 담유, 신유, 대장유혈을 누르며 문지른다. 힘은 적당하게 주어야 하며 각 혈위는 5분씩 마사지한다(그림4).
(4) 전신의 증상이 많은 피시술자는 종합적인 기법으로 40~60분간 전신마사지를 진행한다.

건강 노트 : 만성간염의 식이요법

- 홍화 3g, 닭 간 25g(잘게 썬다), 소금과 파를 각각 적당히 넣고 무친다. 다시 밀가루 100g을 넣고 물을 적당히 부어 반죽하여 홍화 닭간전병을 만든다. 식물성 기름에 튀겨 금황색이 되면 식용할 수 있다.
- 행인, 홍화, 국화 각각 6g, 물을 적당량 넣고 우선 센 불에 끓인다. 다시 약한 불로 10분간 끓인다. 먹기 전에 설탕을 적당량 넣으면 좋다.
- 조롱박 25g, 콩 50g을 물에 넣고 끓여 한꺼번에 마신다. 1일 3회 15~20일간 연속 복용한다.

14 위장질환

▶ **특효혈위** 삼음교, 담유, 위유, 간유, 비유, 대장유, 중완, 관원, 불용, 수삼리, 양구, 족삼리, 해계

1) 삼음교
- **위치** 음릉천과 안쪽 복사뼈의 사이에서 안쪽 복사뼈의 중심으로부터 1/4의 하방 1cm에서 경골 뒤쪽의 후방 1cm 지점.
- **주치** 남녀 생식기질환, 월경통, 위장의 이상운동

2) 담유
- **위치** 배내선상에서 제10, 11흉추극돌기 사이의 높이.
- **주치** 십이지장궤양, 흉통

3) 위유
- **위치** 배내선상에서 제12흉추와 제1요추극돌기 사이의 높이.
- **주치** 위질환(위통), 담석통, 소화불량

4) 간유
- **위치** 배내선상에서 제9, 10흉추극돌기 사이의 높이.
- **주치** 간질환(간염, 담석), 겨드랑이 통증, 안과질환, 요통, 불면증, 늑간신경통

5) 비유
- **위치** 배내선상에서 제11, 12흉추극돌기 사이의 높이.
- **주치** 위·간·담질환, 당뇨병, 요통, 건망증

6) 대장유
- **위치** 배내선상에서 제4, 5요추극돌기 사이.
- **주치** 하리, 변비, 요통, 좌골신경통, 슬관절염

7) 중완
- **위치** 정중선상에서 흉골체하연(명치)과 배꼽의 중앙.
- **주치** 위질환(위통), 식욕부진, 임신입덧, 소화기질환, 당뇨병

8) 관원
- **위치** 정중선상에서 신궐(배꼽의 중심)과 곡골의 사이에 곡골로부터 2/5 지점.
- **주치** 장질환(설사, 하복통), 월경통, 빈뇨, 성욕감퇴, 불임증

9) 불용
- **위치** 복간선(사타구니선 외측의 돌출한 뼈 안쪽과 정중선의 중앙을 지나는 수직선)상에서 거궐의 높이.
- **주치** 담석증, 위산과다증, 구토

10) 수삼리
- **위치** 곡지와 양계의 사이에서 곡지로부터 1/6 지점.
- **주치** 상지질환(주통), 비질환, 치통, 설사

11) 양구
- **위치** 슬개골 바깥 위쪽과 음시 사이에서 음시로부터 1/3 지점.
- **주치** 위장관의 운동을 진정시킨다(복통, 하리), 슬통

12) 족삼리
- **위치** 경골조면의 아래쪽 높이에서 경골 앞쪽으로부터 바깥쪽 2cm

지점.
- **주치** 위통, 복통, 설사, 통풍, 식욕부진, 비질환, 구토, 만성병, 좌골신경통

13) 해계
- **위치** 발등의 바깥 복사뼈 정점의 높이에서 엄지발가락 신근건(장모지신근건)의 바깥쪽.
- **주치** 족관절통, 건초염, 족관절염좌

14) 대인마사지

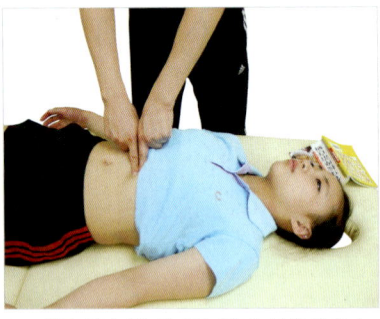
▶그림1 양손의 시지를 붙여 불용혈을 누른다.

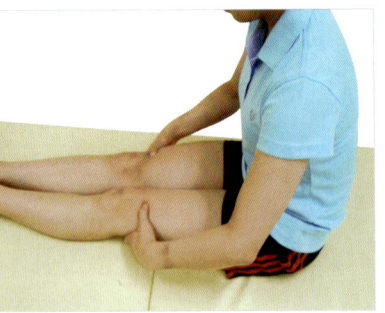
▶그림2 모지 지두로 양구혈을 누른다.

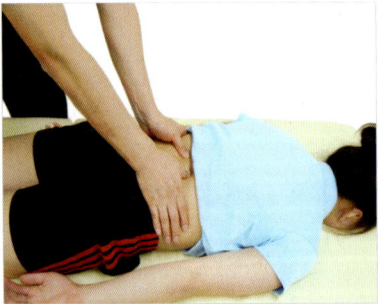
▶그림3 양손의 모지로 척추 양측을 따라 누른다.

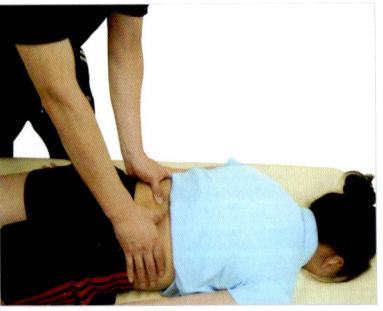
▶그림4 모지 지두로 비유혈을 누른다.

(1) 피시술자는 반듯이 누운 자세를 취하고 시술자는 양손의 모지 지첨을 겹쳐 중완, 관원혈을 누른다. 누를 때 힘은 좀 강하게 주어야 하며 피시술자의 호흡에 맞춰 진행하여야 한다. 반복하여 10회를 누르며 피시술자가 땡땡하고 시큰시큰할 정도로 하면 좋다.
(2) 시술자는 양손의 시지를 붙여 불용혈을 누른다. 누를 때 힘은 좀 강하게 주어야 하며 피시술자의 호흡에 맞춰 진행해야 한다. 반복하여 20회 진행한다(그림1).
(3) 피시술자는 반듯이 누운 자세를 취하고 시술자는 모지 지두로 피시술자의 양구, 족삼리, 삼음교, 해계혈을 각각 3분씩 피시술자가 땡땡하고 시큰시큰할 정도로 누른다(그림2).
(4) 시술자는 한 손으로 피시술자의 팔을 고정하고 다른 한손의 모지 지두로 수삼리혈을 3분 동안 피시술자가 땡땡하고 시큰시큰할 정도로 누른다.
(5) 피시술자는 엎드린 자세를 취하고 시술자는 양손의 모지로 척추 양측을 따라 누른다. 누를 때 힘은 좀 강하게 주면서 피시술자의 호흡에 맞춰 상하를 반복하여 땡땡하고 시큰시큰할 정도로 20회 실시한다(그림3).
(6) 시술자는 팔을 굽히고 팔꿈치로 척추 양측을 따라 피시술자의 간유, 담유혈을 각각 1분씩 누른다. 그리고 척추 양측을 따라 위에서 아래로 반복하여 피부가 시큰시큰할 정도로 5회 실시한다.
(7) 시술자는 모지 지두로 피시술자의 비유, 위유, 대장유를 누른다. 누를 때 힘은 좀 강하게 가하고 매 혈위를 각각 3분씩 피시술자가 땡땡하고 시큰시큰할 정도로 누른다(그림4).

15 설사

▶ **특효혈위** 양릉천, 축빈, 삼음교, 대추, 비유, 위유, 대장유, 소장유, 수삼리, 기문, 중완, 천추, 대거, 곡지, 합곡

1) 양릉천
- 위치 비골두의 앞 아래쪽.
- 주치 간담계질환(담낭염), 흉협통, 요통, 하지통(슬통), 반신불수

2) 축빈
- 위치 하퇴내측의 음곡과 태계의 사이에서 태계로부터 1/3의 상방 1cm 높이의 비복근 앞쪽.
- 주치 비복근경련, 아킬레스건염, 해독(식독, 약독), 치질

3) 삼음교
- 위치 음릉천과 안쪽 복사뼈의 사이에서 안쪽 복사뼈의 중심으로부터 1/4의 하방 1cm에서 경골 뒤쪽의 후방 1cm 지점.
- 주치 남녀 생식기질환, 월경통, 위장의 이상운동

4) 대추
- 위치 제7경추극돌기와 제1흉추극돌기의 사이.
- 주치 두통, 상기도염(감기, 인통, 발열)

5) 비유
- 위치 배내선상에서 제11, 12흉추극돌기 사이의 높이.
- 주치 위·간·담질환, 당뇨병, 요통, 건망증

6) 위유
- **위치** 배내선상에서 제12흉추와 제1요추극돌기 사이의 높이.
- **주치** 위질환(위통), 담석통, 소화불량

7) 대장유
- **위치** 배내선상에서 제4, 5요추극돌기 사이.
- **주치** 하리, 변비, 요통, 좌골신경통, 슬관절염

8) 소장유
- **위치** 배내선상에서 관원유와 백환유의 사이에 상방으로부터 1/4 지점.
- **주치** 부인과질환(월경불순, 자궁출혈), 슬관절염

9) 수삼리
- **위치** 곡지와 양계의 사이에서 곡지로부터 1/6 지점.
- **주치** 상지질환(주통), 비질환, 치통, 설사

10) 기문
- **위치** 충문과 대퇴골전하단의 위쪽 중앙.
- **주치** 대퇴신경통, 편마비

11) 중완
- **위치** 정중선상에서 흉골체하연(명치)과 배꼽의 중앙.
- **주치** 위질환(위통), 식욕부진, 임신입덧, 소화기질환, 당뇨병

12) 천추
- **위치** 복간선(상전장골극 안쪽과 정중선의 중앙을 지나는 수직선)상에서 신궐의 높이.
- **주치** 대장질환(하리, 배꼽통), 당뇨병

13) 대거
- **위치** 복간선상에서 천추와 기층의 사이에서 천추로부터 1/4 지점.
- **주치** 하복부동통, 하리, 변비, 요통, 하지의 병, 부인과질환

14) 곡지
- **위치** 요골두 바깥 위쪽으로부터 팔꿈치 안주름에 따라 내방 1cm 지점.
- **주치** 눈에 관한 병, 피부병 일절, 두·안·견·상지의 병, 치통

15) 합곡
- **위치** 손등에서 제1, 2중수골저(底) 아래쪽의 사이.
- **주치** 안면 두부의 동통질환(면정, 두통, 치통 등), 인통

16) 자가마사지

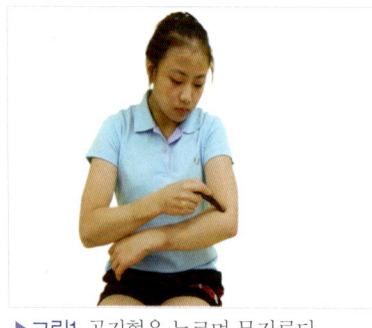 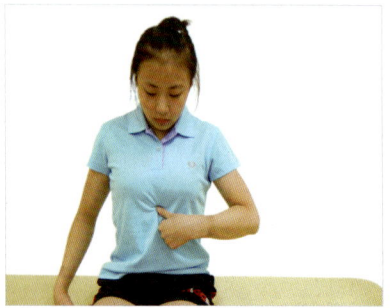

▶그림1 곡지혈을 누르며 문지른다. ▶그림2 중완혈을 누른다.

(1) 마시지봉으로 곡지, 수삼리, 합곡혈을 누르며 문지른다. 힘은 적당히 가하며 매 혈위를 각각 5분씩 마사지한다(그림1).
(2) 한 손의 손바닥으로 하복부를 문지른다. 시곗바늘이 도는 방향과 반대 방향으로 각각 10바퀴 돌면서 문지르고 힘은 적당히 가하며

따뜻한 감이 있으면 적당하다.
(3) 모지 지두로 중완, 대거, 천추혈을 누르거나 누르며 문지른다. 누르거나 누르며 문지를 때 힘은 좀 가볍게 가하고 매 혈위를 각각 2분씩 마사지한다(그림2).
(4) 모지 지두로 삼음교, 축빈, 양릉천혈을 누른다. 누를 때 힘은 좀 강하게 가하고 매 혈위를 각각 1분씩 땡땡하고 시큰시큰할 정도로 누른다.

17) 대인마사지

(1) 피시술자는 엎드린 자세를 취하고 시술자는 모지 지두로 대추혈을 누른다. 누를 때 힘은 좀 강하게 가하고 매번 5분간 피시술자가 땡땡하고 시큰시큰해 할 정도로 누른다(그림3).

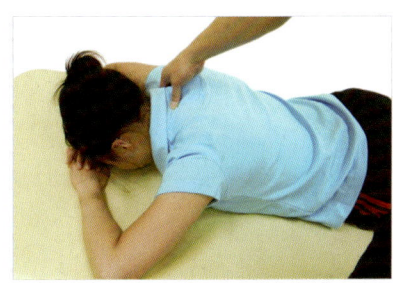
▶그림3 대추혈 모지압박법

(2) 시술자는 모지, 시지로 피시술자의 척추 양측을 따라 위에서 아래로 반복하며 10회 문지른다. 그리고 모지 지두로 대장유, 소장유, 비유, 위유혈을 힘을 좀 강하게 가하여 각각 1분씩 누른다.
(3) 피시술자는 반듯이 누운 자세를 취하고 시술자는 모지 지두로 대거, 중완, 천추, 기문혈을 힘을 적당히 가하여 각각 1분씩 누른다.
(4) 시술자는 한 손으로 피시술자의 팔을 고정하고 다른 한 손으로 피시술자의 곡지, 수삼리, 합곡혈을 힘을 좀 강하게 하여 각각 1분씩 피시술자가 땡땡하고 시큰시큰할 정도로 느낄 때까지 누른다.
(5) 시술자는 모지 지두로 피시술자의 삼음교, 축빈, 양릉천혈을 힘을 좀 강하게 하여 각각 1분씩 피시술자가 땡땡하고 시큰시큰할 정도로 느낄 때까지 누른다.

16 변비

▶ **특효혈위** 위유, 신유, 간유, 비유, 삼초유, 대장유, 소장유, 양계, 합곡, 삼음교, 승산, 신궐, 수삼리, 거궐, 중완, 천추, 대거, 신문, 족삼리

1) 위유
- **위치** 배내선상에서 제12흉추와 제1요추극돌기 사이의 높이.
- **주치** 위질환(위통), 담석통, 소화불량

2) 신유
- **위치** 배내선상에서 제2, 3요추극돌기 사이의 높이.
- **주치** 신질환, 요통, 생식기질환, 월경부조, 성교불능, 고혈압증, 이명

3) 간유
- **위치** 배내선상에서 제9, 10흉추극돌기 사이의 높이.
- **주치** 간질환(간염, 담석), 겨드랑이 통증, 안과질환, 요통, 불면증, 늑간신경통

4) 비유
- **위치** 배내선상에서 제11, 12흉추극돌기 사이의 높이.
- **주치** 위·간·담질환, 당뇨병, 요통, 건망증

5) 삼초유
- **위치** 배내선상에서 제1, 2요추극돌기 사이의 높이.
- **주치** 당뇨병, 위질환, 담석증, 신우염, 부신기능장애

6) 대장유
- **위치** 배내선상에서 제4, 5요추극돌기 사이.
- **주치** 하리, 변비, 요통, 좌골신경통, 슬관절염

7) 소장유
- **위치** 배내선상에서 관원유와 백환유의 사이에 상방으로부터 1/4 지점.
- **주치** 부인과질환(월경불순, 자궁출혈), 슬관절염

8) 양계
- **위치** 수관절의 길게 뻗은 단모지신근건의 패인 곳 정중앙.
- **주치** 모지통, 건초염, 수관절통, 두통

9) 합곡
- **위치** 손등에서 제1, 2중수골저(底) 아래쪽의 사이.
- **주치** 안면 두부의 동통질환(면정, 두통, 치통 등), 인통

10) 삼음교
- **위치** 음릉천과 안쪽 복사뼈의 사이에서 안쪽 복사뼈의 중심으로부터 1/4의 하방 1cm에서 경골 뒤쪽의 후방 1cm 지점.
- **주치** 남녀 생식기질환, 월경통, 위장의 이상운동

11) 승산
- **위치** 유중과 아킬레스건의 후면 중앙(바깥 복사뼈)과의 사이에서 중앙으로부터 하방으로 2cm 지점.
- **주치** 비복근경련, 치질, 좌골신경통, 간헐성파행증

12) 신궐
- **위치** 배꼽의 중심.
- **주치** 하리(따뜻한 뜸, 침은 놓지 말 것)

13) 수삼리
- **위치** 곡지와 양계의 사이에서 곡지로부터 1/6 지점.
- **주치** 상지질환(주통), 비질환, 치통, 설사

14) 거궐
- **위치** 정중선상에서 흉골체하연과 신궐의 사이에 흉골체하연으로부터 1/4 지점.
- **주치** 정신병, 뇌전증(전간, 간질), 격심한 위통, 구토, 심장병, 협심통, 심교통, 상지권상불능, 만성간염

15) 중완
- **위치** 정중선상에서 흉골체하연(명치)과 배꼽의 중앙.
- **주치** 위질환(위통), 식욕부진, 임신입덧, 소화기질환, 당뇨병

16) 천추
- **위치** 복간선상에서 신궐의 높이.
- **주치** 대장질환(하리, 배꼽통), 당뇨병

17) 대거
- **위치** 복간선상에서 천추와 기충의 사이에서 천추로부터 1/4 지점.
- **주치** 하복부동통, 하리, 변비, 요통, 하지의 병, 부인과질환

18) 신문
- **위치** 손목주름에서 소지측 수근굴근(건)의 엄지측.

- **주치** 중추신경계의 진정, 협심증, 소아마비, 유뇨, 변비, 척골신경의 아픔과 저림

19) 족삼리
- **위치** 경골조면의 아래쪽 높이에서 경골 앞쪽으로부터 바깥쪽 2cm 지점.
- **주치** 위통, 복통, 설사, 통풍, 식욕부진, 비질환, 구토, 만성병, 좌골신경통

20) 자가마사지

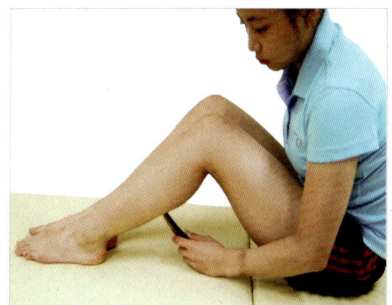
▶그림1 마사지봉으로 승산혈을 누른다.

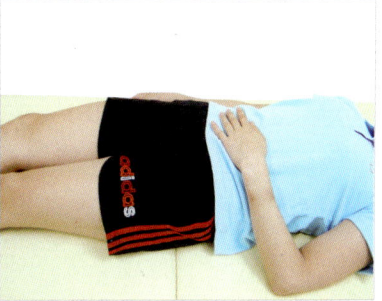
▶그림2 한 손의 손바닥으로 신궐혈을 누르며 문지른다.

(1) 양손을 겹쳐 손바닥으로 배꼽을 누른다. 배꼽을 중심으로 복부를 마사지하는데 범위는 점차 넓혀 간다. 힘은 적당히 가하고 시곗바늘이 도는 방향으로 50바퀴 마사지하고 복부를 15회 가볍게 두드린다.
(2) 모지 지두로 중완, 천추혈을 누르며 문지른다. 힘은 좀 가볍게 가하고 매 혈위는 각각 2분씩 마사지한다.
(3) 마사지봉으로 승산혈을 1분간 누르고 다시 승산혈 주위의 비장근

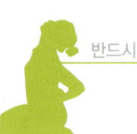

반드시 알아야 할 노인건강 생활

을 30회 주무른다. 구취가 있는 사람은 족삼리혈을 1분간 추가하여 마사지하고 복부 냉증이 있는 사람은 삼음교혈을 추가하여 마사지한다(그림1).

(4) 한 손의 손바닥으로 시곗바늘이 도는 방향으로 신궐혈을 5분간 복부 장명으로 배기감과 배변감이 날 정도로 누르며 문지른다(그림2).

21) 대인마사지

(1) 피시술자는 반듯이 누운 자세를 취하고 시술자는 한 손의 손바닥으로 시곗바늘이 도는 방향으로 복부를 마사지한다. 힘은 적당히 가하고 5분간 마사지한다.

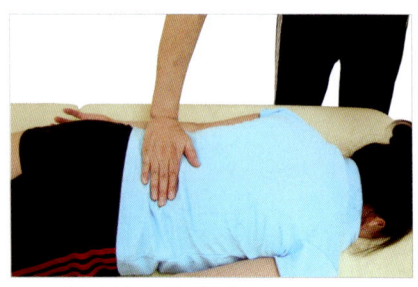

▶그림3 요부 수배경찰법

(2) 시술자는 모지 지두로 피시술자의 중완, 천추, 관원, 거궐, 대거혈을 누르며 문지른다. 힘은 적당히 가하고 매 혈위는 각각 2분씩 마사지한다.

(3) 시술자는 모지 지두로 피시술자의 수삼리, 삼음교, 족삼리혈을 누르며 문지른다. 힘은 좀 강하게 가하고 매 혈위는 5분씩 피시술자의 피부가 땡땡하고 시큰시큰할 정도로 마사지한다.

(4) 피시술자는 엎드린 자세를 취하고 시술자는 모지 지두로 비유, 위유, 간유, 신유, 대장유혈을 각각 5분씩 피시술자가 땡땡하고 시큰시큰할 정도로 누르며 문지른다.

(5) 시술자는 피시술자의 허리와 선추 부위를 상하로 빠르게 마찰한다. 힘은 적당히 가하고 피시술자가 온열감을 느낄 정도로 시술한다(그림3).

17 반신불수

▶ **특효혈위** 위중, 곡지, 온유, 양계, 양곡, 태계, 내슬안, 외슬안, 족삼리

1) 위중
- **위치** 무릎 뒤 주름의 가운데 부분.
- **주치** 요통, 좌골신경통, 슬통

2) 곡지
- **위치** 요골두 바깥 위쪽으로부터 팔꿈치 안주름에 따라 안쪽 1cm 지점.
- **주치** 눈병, 모든 피부병, 두·안·견·상지의 병, 치통

3) 온유
- **위치** 곡지와 양계의 한가운데.
- **주치** 하치통, 모지완관절통, 건초염

4) 양계
- **위치** 수관절의 길게 뻗은 단모지신근건의 패인 곳 가운데 부위.
- **주치** 모지통, 건초염, 수관절통, 두통

5) 양곡
- **위치** 수관절 손등면 소지 측에서 척골경상돌기의 아래쪽.
- **주치** 수관절통, 척골신경마비

6) 태계
- **위치** 내과(안 복사뼈) 정점의 후방에서 후경골동맥부.

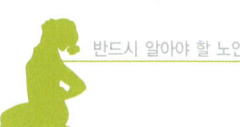

반드시 알아야 할 노인건강 생활

- **주치** 족저통, 냉증, 종골통, 치통, 간헐성파행증, 아킬레스건의 통증

7) 내슬안
- **위치** 슬개골 하단의 안쪽.
- **주치** 마비, 슬관절염

8) 외슬안
- **위치** 슬개골 하단의 바깥쪽.
- **주치** 마비, 슬관절염

9) 족삼리
- **위치** 경골조면의 아래쪽 높이에서 경골 앞쪽으로부터 바깥쪽 2cm 지점.
- **주치** 위통, 복통, 설사, 통풍, 식욕부진, 비질환, 구토, 만성병, 좌골신경통

10) 대인마사지

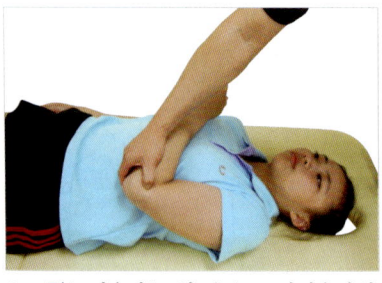

▶**그림1** 시술자는 한 손으로 피시술자의 팔을 고정하고 다른 한 손의 모지 지두로 곡지혈을 누른다.

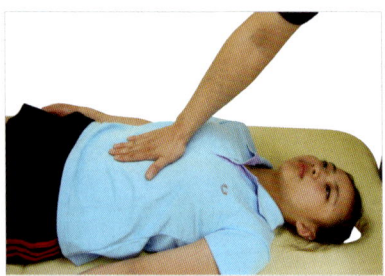

▶**그림2** 손바닥으로 임맥의 방향에 따라 상하로 반복하여 밀어준다.

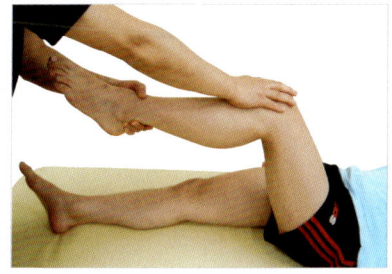
▶그림3 한 손으로 발목을 잡고 다른 한 손으로 가볍게 다리를 움직여 준다.

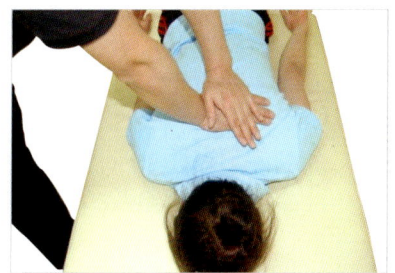
▶그림4 양손의 손바닥으로 좌우 견갑골 내측을 누른다.

> **건강 노트:** 반신불수 보조치료 방법
>
> ● 생황기 120g, 적작약 5g, 당귀미, 지용, 천궁, 도인, 홍화 각각 3g을 끓는 물에 달여 매일 1회 복용한다.
> ● 오디, 구기자, 대추 각각 100g, 물 적당량, 우선 센 불에 물을 끓이고 다시 약한 불로 진액이 될 때까지 끓이면 식용할 수 있다. 설탕을 첨가해서 복용해도 된다.

18 빈혈

▶**특효혈위** 완골, 명문, 간유, 신유, 기해유, 관원유, 기문

1) 완골
- **위치** 손등 소지 측에서 제5중수골과 삼각골의 사이.
- **주치** 수관절통, 척골신경마비

2) 명문
- **위치** 정중선상에서 제2, 3요추극돌기 사이.

- **주치** 요수질환, 요통, 신질환, 소아병 일절, 야뇨증

3) 간유
- **위치** 배내선상에서 제9, 10흉추극돌기 사이의 높이.
- **주치** 간질환(간염, 담석), 겨드랑이 통증, 안과질환, 요통, 불면증, 늑간신경통

4) 신유
- **위치** 배내선상에서 제2, 3요추극돌기 사이의 높이.
- **주치** 신질환, 요통, 생식기질환, 월경부조, 성교불능, 고혈압증, 이명

5) 기해유
- **위치** 정중선상에서, 음교와 석문의 중앙.
- **주치** 하복통(허리, 월경통), 제통, 남녀 생식기질환

6) 관원유
- **위치** 배내선상에서 제5요추극돌기와 정중선골능 위쪽의 중앙의 높이.
- **주치** 요통, 성욕감퇴, 허리

7) 기문
- **위치** 충문과 대퇴골전하단의 위쪽 중앙.
- **주치** 대퇴신경통, 편마비
- **귀반사구** 소장, 위, 비장

8) 자가마사지
(1) 반듯이 누운 자세로 양손은 주먹을 쥐고 등 뒤 간유혈에 놓는다. 자

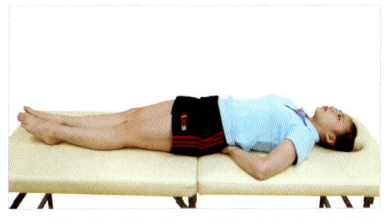
▶그림1 주먹을 쥐고 반듯이 누운 자세로 간유혈을 누른다.

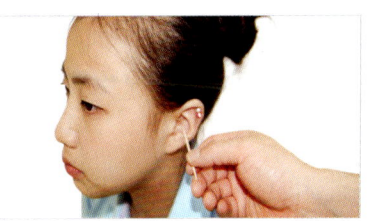
▶그림2 소장 반사구를 누른다.

신의 몸무게를 이용하여 이 혈위를 자극한다(그림1).

(2) 간지 지두로 완골혈을 누르며 문지른다. 힘은 적당히 가하고 3분간 마사지한다.

(3) 앉은 자세로 머리핀이나 기타 공구로 비장, 위, 소장 등 반사구를 적당한 힘으로 3분간 누른다(그림2).

9) 대인마사지

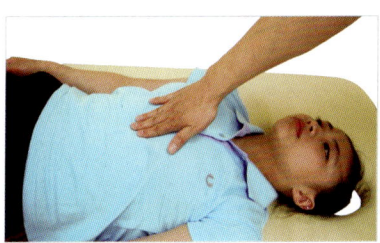
▶그림3 시지, 간지, 환지를 붙여 지두로 기문혈을 누르며 문지른다.

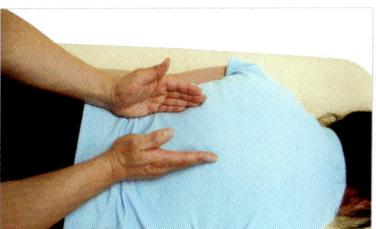
▶그림4 손바닥 소어제로 척추 양측을 밀어준다.

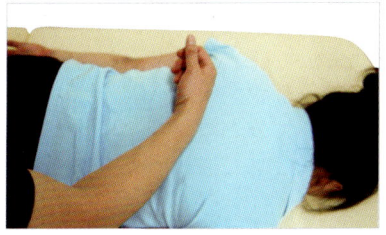
▶그림5 굴리기 기법으로 등을 문지른다.

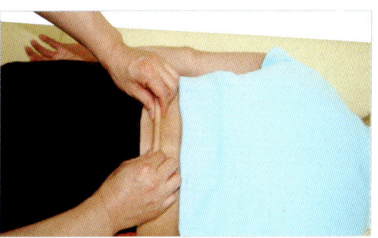
▶그림6 신유혈을 집어 문지른다.

⑴ 피시술자는 반듯이 누운 자세를 취하고 시술자는 시지, 간지, 환지를 붙여 지두로 피시술자의 기문혈과 그 주위를 10분간 누르며 문지른다(그림3).
⑵ 피시술자는 엎드린 자세를 취하고 시술자는 손바닥 소어제 측면으로 척추 양측을 밀어준 다음 굴리기 기법으로 문지른다. 힘은 적당해야 한다(그림4, 5).
⑶ 시술자는 피시술자의 관원유, 기해유, 명문, 비유 그리고 신유혈을 집어 문지른다. 매 혈위는 각각 1~2분간 시술하며 힘은 적당해야 한다(그림6).

> **건강 노트**: 죽으로 빈혈을 치료한다
>
> - **아교 죽**: 아교 15g, 찹쌀 100g, 찹쌀을 깨끗이 씻어서 푹 끓인 다음 아교를 부수어 넣는다. 아교가 녹으면 갈색 설탕을 넣어 하루에 두 번 나누어 복용한다.
> - **황기 소고기 죽**: 신선한 소고기와 멥쌀 각각 100g, 황기 10g, 다진 파, 소금, 조미료, 후춧가루, 물 각각 적당량으로 하여 죽을 끓인다. 매일 2회 따뜻할 때 식용한다.

19 갱년기 합병증

▶ **특효혈위** 백회, 풍지, 견정(肩井), 간유, 비유, 신유, 전중, 중완, 대거, 관원, 곡골, 인당, 삼음교, 족삼리, 용천

1) 백회
- **위치** 두부 뒷머리 발제(머리털이 나기 시작한 곳)로부터 정중선상 5촌(指寸) 혹은 두 귀의 이첨(耳尖)을 연결한 중앙.
- **주치** 두통, 현훈, 중풍실어, 광증, 탈항, 음정, 불면

2) 풍지
- **위치** 침골 아래 풍부혈과 수평을 이루며 흉쇄유돌근과 승모근 위의 사이에 있는 패인 곳.
- **주치** 두통, 현훈, 시력장애, 축농증, 코피, 귀울림, 경부통증, 감기, 간질, 중풍, 열병, 학질, 목덜미에 생긴 혹

3) 견정(肩井)
- **위치** 제7경추극돌기와 견봉각의 중앙.
- **주치** 견배통, 두통, 경견완통, 견관절주위염, 현훈

4) 간유
- **위치** 배내선상에서 제9, 10흉추극돌기 사이의 높이.
- **주치** 간질환(간염, 담석), 겨드랑이 통증, 안과질환, 요통, 불면증, 늑간신경통

5) 비유
- **위치** 배내선상에서 제11, 12흉추극돌기 사이의 높이.
- **주치** 위·간·담질환, 당뇨병, 요통, 건망증

6) 신유
- **위치** 배내선상에서 제2, 3요추극돌기 사이의 높이.
- **주치** 신질환, 요통, 생식기질환, 월경부조, 성교불능, 고혈압증, 이명

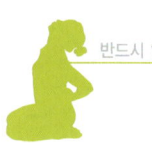

반드시 알아야 할 노인건강 생활

7) 전중
- **위치** 정중선상에서 흉골경절흔 위쪽과 중정의 사이에 중정으로부터 1/5 부위.
- **주치** 심장병, 신경증, 우울증, 천명, 정신병

8) 중완
- **위치** 정중선상에서 흉골체하연(명치)과 배꼽의 중앙.
- **주치** 위질환(위통), 식욕부진, 임신입덧, 소화기질환, 당뇨병

9) 대거
- **위치** 복간선(상전장골극의 안쪽과 정중선의 중앙을 지나는 수직선)상에서 천추와 기충의 사이에서 천추로부터 1/4 지점.
- **주치** 하복부동통, 하리, 변비, 요통, 하지의 병, 부인과질환

10) 관원
- **위치** 정중선상에서 신궐(배꼽의 중심)과 곡골의 사이에 곡골로부터 2/5 지점.
- **주치** 장질환(설사, 하복통), 월경통, 빈뇨, 성욕감퇴, 불임증

11) 곡골
- **위치** 정중선상에서 치골연합상연.
- **주치** 임질, 요도염, 야뇨증, 방광염

12) 인당
- **위치** 양미간의 중앙.
- **주치** 두통, 현훈, 비염, 감기, 고혈압, 불면, 소아경기

13) 삼음교
- **위치** 음릉천과 안쪽 복사뼈의 사이에서 안쪽 복사뼈의 중심으로부터 1/4의 하방 1cm에서 경골 뒤쪽의 후방 1cm 부위.
- **주치** 남녀 생식기질환, 월경통, 위장의 이상운동

14) 족삼리
- **위치** 경골조면의 아래쪽 높이에서 경골 앞쪽으로부터 바깥쪽 2cm 지점.
- **주치** 위통, 복통, 설사, 통풍, 식욕부진, 비질환, 구토, 만성병, 좌골신경통

15) 용천
- **위치** 발의 제2, 3발가락 사이의 발바닥 앞쪽과 뒤쪽의 사이에서 전방으로부터 1/3 부위.
- **주치** 고혈압증, 신질환, 심계항진, 신경쇠약

16) 자가마사지

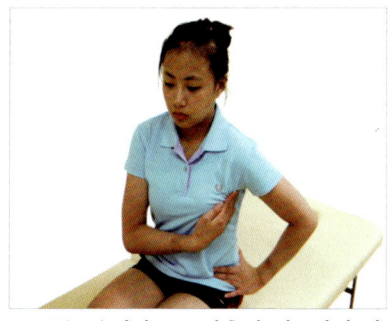
▶**그림1** 손바닥으로 양측의 겨드랑이 아래를 마사지한다.

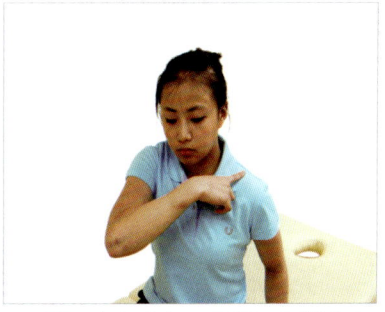
▶**그림2** 간지 지두로 반대쪽 견정혈을 누른다.

(1) 모지 지두로 인당, 백회, 풍지, 전중, 중완, 관원, 곡골혈을 적당한 힘으로 각각 2분씩 누른다.
(2) 손바닥으로 양측의 겨드랑이 아래를 반복하여 10회 밀어준다(그림1).
(3) 수근으로 대퇴 앞면, 소퇴 외측을 각각 30회씩 따뜻한 감이 날 정도로 마사지한다.
(4) 모지 지두로 족삼리, 삼음교혈을 적당한 힘으로 각각 3분간 누른다.
(5) 한 손의 간지 지두로 반대쪽 견정혈을 3분간 누른다(그림2).

17) 대인마사지

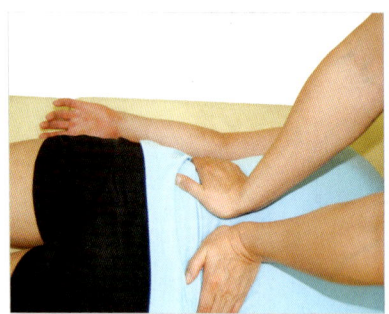
▶그림3 수근으로 요추의 양측을 누르며 문지른다.

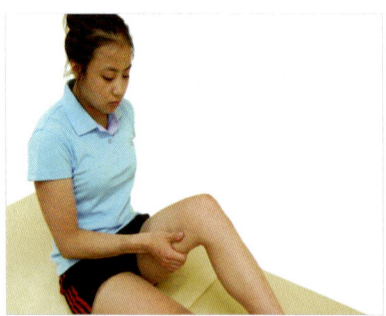
▶그림4 수근으로 대퇴 내측을 누르며 문지른다.

(1) 피시술자는 엎드린 자세를 취하고 시술자는 수근으로 허리 척추 양측을 3분간 누르며 문지른다(그림3).
(2) 시술자는 모지 지첨으로 피시술자의 대거, 간유, 비유, 신유혈을 각각 3분씩 누른다.
(3) 시술자는 손바닥으로 피시술자의 요추와 선추 부위를 열이 날 정도로 마찰한다.
(4) 시술자는 한 손의 시지, 간지, 환지를 붙여 용천혈을 마사지한다. 피시술자의 발바닥에 열이 날 정도로 마찰한다.

(5) 피시술자는 반듯이 누운 자세를 취하고 시술자는 두손을 마주 비벼 열을 낸 뒤 손바닥으로 시곗바늘이 도는 반대 방향으로 아랫배를 마사지한다. 마사지 힘은 적당하게 가하고 5분간 마사지한다.
(6) 시술자는 수근으로 피시술자의 대퇴 내측부터 무릎 내측까지 위에서 아래로 적당한 힘으로 3분간 반복하여 누르며 문지른다. 다음 반대쪽을 마사지한다(그림4).
(7) 시술자는 양손의 모지 지두로 피시술자의 백회, 족삼리혈을 피시술자가 땡땡하고 시큰시큰할 정도로 각각 3분간 누른다.
(8) 시술자는 양손의 다섯 손가락을 벌려 짐승 발 모양을 하고 앞머리 언저리로부터 뒷머리 언저리까지 열 손가락으로 머리를 빗는 것처럼 두피를 자극해 준다. 시간은 상황에 따라 결정하며 피시술자의 두피에 열이 나고 시원한 정도로 시술하면 좋다.

20 발기부전

▶ **특효혈위** 심유, 위유, 비유, 삼초유, 신유, 명문, 방광유, 중완, 신궐, 기해, 관원, 중극, 회음, 음렴, 내관, 삼음교, 용천, 족삼리, 풍융

1) 심유
- **위치** 배내선상에서 제5, 6흉추극돌기 사이의 높이.
- **주치** 심장질환, 기관지천식, 혀질환, 신경쇠약, 오십견

2) 위유
- **위치** 배내선상에서 제12흉추와 제1요추극돌기 사이의 높이.
- **주치** 위질환(위통), 담석통, 소화불량

3) 비유
- **위치** 배내선상에서 제11, 12흉추극돌기 사이의 높이.
- **주치** 위·간·담질환, 당뇨병, 요통, 건망증

4) 삼초유
- **위치** 배내선상에서 제1, 2요추극돌기 사이의 높이.
- **주치** 당뇨병, 위질환, 담석증, 신우염, 부신기능 장애

5) 신유
- **위치** 배내선상에서 제2, 3요추극돌기 사이의 높이.
- **주치** 신질환, 요통, 생식기질환, 월경부조, 성교불능, 고혈압증, 이명

6) 명문
- **위치** 정중선상에서 제2, 3요추극돌기 사이.
- **주치** 요수질환, 요통, 신질환, 소아병 일절, 야뇨증

7) 방광유
- **위치** 배내선상에서 관원유와 백환유의 중앙.
- **주치** 요폐, 빈뇨, 전립선비대

8) 중완
- **위치** 정중선상에서 흉골체하연(명치)과 배꼽의 중앙.
- **주치** 위질환(위통), 식욕부진, 임신입덧, 소화기질환, 당뇨병

9) 신궐
- **위치** 배꼽의 중심.
- **주치** 하리(따뜻한 뜸, 침은 놓지 말 것)

10) 기해
- **위치** 정중선상에서 음교와 석문의 중앙.
- **주치** 하복통(하리, 월경통), 제통, 남녀 생식기질환

11) 관원
- **위치** 정중선상에서 신궐(배꼽의 중심)과 곡골의 사이에 곡골로부터 2/5 지점.
- **주치** 장질환(설사, 하복통), 월경통, 빈뇨, 성욕감퇴, 불임증

12) 중극
- **위치** 정중선상에서 배꼽과 곡골의 사이에 곡골로부터 1/5 지점.
- **주치** 비뇨·생식기질환(요도염, 야뇨증, 방광염, 성교불능), 두중

13) 회음
- **위치** 회음건 중심의 뒤쪽.
- **주치** 치질, 음통

14) 음렴
- **위치** 기충과 족오리의 사이에서 족오리로부터 1/3 지점.
- **주치** 폐쇄신경통, 요퇴통, 고신경통

15) 내관
- **위치** 곡택과 대릉의 사이에서 대릉으로부터 1/6 지점.
- **주치** 구기, 구토, 신경증, 불면증, 위통, 흉통, 중지마비, 건초염

16) 삼음교
- **위치** 음릉천과 안쪽 복사뼈의 사이에서 안쪽 복사뼈의 중심으로부터 1/4의 하방 1cm에서 경골 뒤쪽의 후방 1cm 부위.

- **주치** 남녀 생식기질환, 월경통, 위장의 이상운동

17) 용천
- **위치** 발의 제2, 3발가락 사이의 발바닥 앞쪽과 뒤쪽의 사이에서 전방으로부터 1/3 지점.
- **주치** 고혈압증, 신질환, 심계항진, 신경쇠약

18) 족삼리
- **위치** 경골조면의 아래쪽 높이에서 경골 앞쪽으로부터 바깥쪽 2cm 부위.
- **주치** 위통, 복통, 설사, 통풍, 식욕부진, 비질환, 구토, 만성병, 좌골신경통

19) 풍융
- **위치** 조구의 바깥쪽 2cm 지점.
- **주치** 하지통, 해수, 천식, 두통, 복통

20) 자가마사지

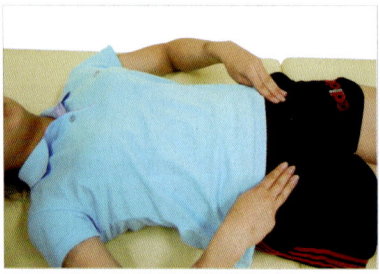

▶그림1 밖에서 안으로 양측의 서혜부를 마사지한다.

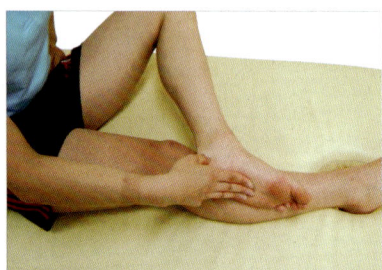

▶그림2 시지, 간지, 환지를 붙여 용천혈을 마찰한다.

(1) 양손의 모지, 시지, 간지 지두로 음경의 밑동 부분 방향으로 밖에서 안으로 대칭되게 양측의 서혜부를 가볍게 통증을 느끼지 않을 정도로 편안하게 좌우를 각각 50회 마사지한다(그림1).

(2) 양손의 모지, 시지, 간지로 대칭되게 음경의 밑동의 정색(남자 생식기의 일부. 고환의 상단부로부터 서혜관의 안쪽 끝까지의 사이에 있는 길이 약 11.5cm, 굵기 약 0.5cm의 끈 모양의 부분. 정관과 그에 수반하는 동맥과 정맥총·신경총·평활근·지방조직 등으로 이루어짐)을 주무른다. 가벼운 시큰시큰하면서도 땡땡한 감과 시원한 감이 날 정도로 좌우 각각 50회 마사지한다.

(3) 양손의 시지, 간지로 같은 쪽의 고환의 아래를 받치고 모지로 고환을 가볍게 누르며 문지른다. 고환이 아프지 않은 정도 혹은 약간 시큰시큰하고 땡땡할 정도로 2분간 마사지한다.

(4) 한 손의 시지, 간지, 환지를 붙여 용천혈을 마찰한다. 힘은 적당히 가하고 5분간 발바닥 중심이 열이 날 정도로 마찰한다(그림2).

21) 대인마사지

(1) 피시술자는 반듯이 누운 자세를 취하고 시술자는 수근으로 신궐, 관원, 기해, 중극 등 혈위를 누르며 문지른다. 힘은 적당히 가하고 매 혈위를 각각 2분씩 누르며 문지른다(그림3).

(2) 시술자는 모지 지두로 피시술자의 족삼리, 풍융혈을 적당한 힘으로 각각 2분간 누르며 문지른다.

(3) 시술자는 손바닥으로 시곗바늘이 도는 반대 방향으로 피시술자의

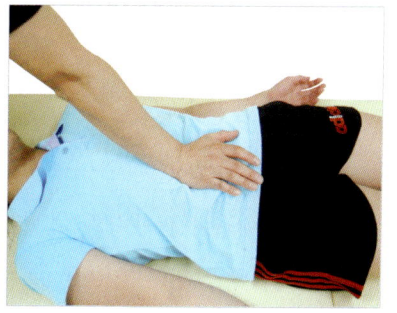

▶그림3 신궐, 관원, 기해, 중극 수근경찰법 및 압박법

아랫배를 따뜻한 감이 날 정도로 5분간 마사지한다.
(4) 피시술자는 엎드린 자세를 취하고 시술자는 양손의 모지로 명문, 신유혈을 적당한 힘으로 땡땡하고 시큰시큰할 정도로 각각 3분씩 누르며 문지른다.
(5) 시술자는 양손의 모지로 피시술자의 요추와 선추 부위를 위에서 아래로 반복하여 3회 누른 다음 회음혈을 2분간 누른다. 힘은 적당히 가해야 한다.
(6) 시술자는 손바닥 소어제로 피시술자의 요추와 선추 부위를 빠르게 미열이 날 정도로 마찰한다.

21 전립선질환

▶ **특효혈위** 오추, 간사, 기해, 관원, 내관, 신문, 중극, 회음, 족삼리, 풍융, 음릉천, 삼음교, 태계, 외관, 합곡, 용천

1) 오추
- **위치** 장골릉 앞쪽에서 상전장골극의 위쪽 2cm 지점.
- **주치** 요통, 복통, 서경부통

2) 간사
- **위치** 곡택과 대능의 사이에서 대능으로부터 1/4 지점에 있다. 대능으로부터 상방 3촌.
- **주치** 위통, 뇌전증(전간, 간질), 오심, 정신분열증, 히스테리, 심계항진, 치질

3) 기해
- **위치** 정중선상에서 음교와 석문의 중앙.
- **주치** 하복통(하리, 월경통), 제통, 남녀 생식기질환

4) 관원
- **위치** 정중선상에서 신궐(배꼽의 중심)과 곡골의 사이에 곡골로부터 2/5 지점.
- **주치** 장질환(설사, 하복통), 월경통, 빈뇨, 성욕감퇴, 불임증

5) 내관
- **위치** 곡택과 대릉의 사이에서 대릉으로부터 1/6 지점.
- **주치** 구기, 구토, 신경증, 불면증, 위통, 흉통, 중지마비, 건초염

6) 신문
- **위치** 손목 주름에서 소지측 수근굴근(건)의 엄지 측.
- **주치** 중추신경계의 진정, 협심증, 소아마비, 유뇨, 변비, 척골신경의 아픔과 저림

7) 중극
- **위치** 정중선상에서 배꼽과 곡골의 사이에 곡골로부터 1/5 부위.
- **주치** 비뇨·생식기질환(요도염, 야뇨증, 방광염, 성교불능), 두중

8) 회음
- **위치** 회음건 중심의 뒤쪽.
- **주치** 치질, 음통

9) 족삼리
- **위치** 경골조면의 아래쪽 높이에서 경골 앞쪽에서 바깥쪽 2cm 부위.
- **주치** 위통, 복통, 설사, 통풍, 식욕부진, 비질환, 구토, 만성병, 좌골신경통

10) 풍융
- **위치** 조구의 바깥쪽 2cm 지점.
- **주치** 하지통, 해수, 천식, 두통, 복통

11) 음릉천
- **위치** 경골내측과의 아래쪽.
- **주치** 슬관절통, 하복통, 식욕부진, 하지부종

12) 삼음교
- **위치** 음릉천과 안쪽 복사뼈의 사이에서 안쪽 복사뼈의 중심으로부터 1/4의 하방 1cm에서 경골 뒤쪽의 후방 1cm 지점.
- **주치** 남녀 생식기질환, 월경통, 위장의 이상운동

13) 태계
- **위치** 내과(안쪽 복사뼈) 정점의 후방에서 후경골동맥부.
- **주치** 족저통, 냉증, 종골통, 치통, 간헐성파행증, 아킬레스건의 통증

14) 외관
- **위치** 팔꿈치와 양지의 사이에서 양지로부터 1/6 지점.
- **주치** 두통, 상완신경통, 완관절통

15) 합곡
- **위치** 손등에서 제1, 2중수골저(底) 아래쪽의 사이.
- **주치** 안면 두부의 동통질환(면정, 두통, 치통 등), 인통

16) 용천
- **위치** 발의 제2, 3발가락 사이의 발바닥 앞쪽과 뒤쪽의 사이에서 전방으로부터 1/3 지점.

- **주치** 고혈압증, 신질환, 심계항진, 신경쇠약

17) 자가마사지

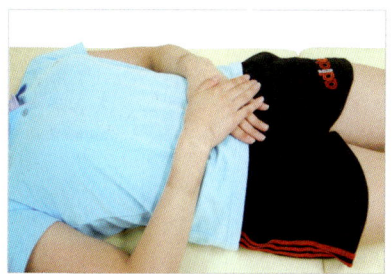 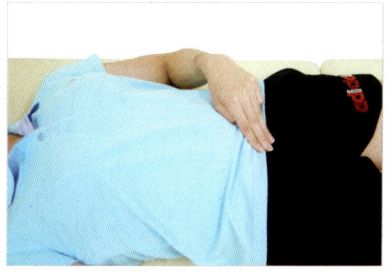

▶그림1 기해혈을 누르며 문지른다.　　▶그림2 시지, 간지, 환지를 붙여 아랫배를 가볍게 누른다.

(1) 반듯이 누운 자세로 양손을 겹쳐 배꼽 아래 기해혈을 누른다. 시곗바늘이 도는 방향과 반대 방향으로 각각 30회씩 회전하면서 누르며 문지른다. 누르며 문지르는 기법은 천천히 가볍고 부드럽게 하여야 한다(그림1).
(2) 양손의 모지와 시지로 중극, 양릉천, 삼음교혈을 각각 2분씩 적당한 힘으로 누른다.
(3) 시지, 간지, 환지를 붙여 지두로 아랫배에 놓고 가볍게 내리누른다. 1~2초간 반복하여 20회 누른다(그림2).
(4) 한 손의 시지, 간지, 환지를 붙여 용천혈을 발바닥 중심에 열이 날 정도로 50회 마찰한다.

18) 대인마사지

(1) 피시술자는 엎드린 자세를 취하고 시술자는 양손을 서로 비벼 열을 내고 손바닥으로 요추와 선추 부위를 가로 마찰한다. 피시술자가 따뜻한 감이 들 정도로 시술하는 것이 바람직하다(그림3).

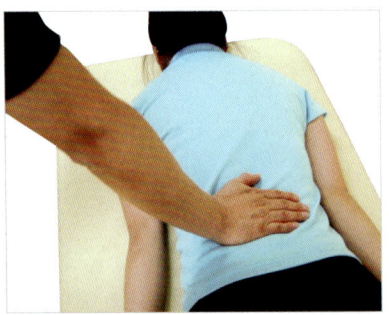
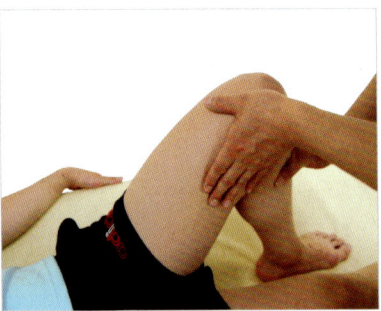

▶그림3 손바닥으로 요추와 선추 부위를 가로 마찰한다.
▶그림4 손바닥으로 대퇴내측을 문지른다.

(2) 시술자는 손바닥으로 시곗바늘이 도는 반대 방향으로 피시술자의 아랫배를 마사지한다. 마사지 힘은 적당하게 가하고 피시술자가 따뜻한 감을 느끼게 한다.
(3) 시술자는 양손의 모지 지두로 피시술자의 중극, 관원, 오추, 신문, 내관, 간사, 외관, 합곡, 양릉천, 삼음교, 태계혈을 적당한 힘으로 각각 2분간 누른다.
(4) 피시술자는 무릎을 굽히고 시술자는 손바닥으로 힘 있게 대퇴내측을 위에서 아래로 반복하여 30회 문지른다(그림4).
(5) 시술자는 시지 지두로 피시술자의 회음혈을 누르며 문지른다. 힘은 좀 가볍게 가하고 2분간 마사지한다.
(6) 시술자는 한 손의 시지, 간지, 환지를 붙여 피시술자의 용천혈을 발바닥 중심이 따뜻할 정도로 50회 마찰한다.

22 시력보호혈

▶ **특효혈위** 정명, 사백, 인당, 찬죽, 양백, 어요, 태양, 승읍, 영향, 간유, 신유, 양릉천, 광명

Section 02

1) 정명
- **위치** 내안각의 안쪽 2mm 지점.
- **주치** 안질환, 삼차신경통

2) 사백
- **위치** 동공 바로 밑에서 안와(눈구멍) 아래쪽 1cm 밑.
- **주치** 삼차신경통, 부비강염, 안면신경마비, 상치통

3) 인당
- **위치** 양미간의 중앙.
- **주치** 두통, 현훈, 비염, 감기, 고혈압, 불면, 소아경기

4) 찬죽
- **위치** 눈썹의 안쪽 끝.
- **주치** 안질환, 두통, 신경증, 불면, 고혈압증, 전두신경통

5) 양백
- **위치** 동공의 바로 위에서 눈썹의 상방 2cm 지점.
- **주치** 삼차신경통, 안과질환, 안면신경마비

6) 어요
- **위치** 눈썹의 정중앙.
- **주치** 근시, 급성결막염, 안근마비, 안면신경마비, 안와상신경통

7) 태양
- **위치** 눈썹 외측 끝과 눈꼬리 중앙에서 후방으로 약 1촌의 함몰부.
- **주치** 두통, 편두통, 감기, 안면신경마비, 삼차신경통, 안질환

8) 승읍
- **위치** 동공의 바로 아래에서 눈구멍(안와) 위쪽.
- **주치** 안면신경마비, 안질환

9) 영향
- **위치** 비익점의 높이에서 비진구점.
- **주치** 비폐, 치통, 입 삐뚤어짐, 비즙(콧물)

10) 간유
- **위치** 배내선상에서 제9, 10흉추극돌기 사이의 높이.
- **주치** 간질환(간염, 담석), 겨드랑이 통증, 안과질환, 요통, 불면증, 늑간신경통

11) 신유
- **위치** 배내선상에서 제2, 3요추극돌기 사이의 높이.
- **주치** 신질환, 요통, 생식기질환, 월경부조, 성교불능, 고혈압증, 이명

12) 양릉천
- **위치** 비골두의 앞 아래쪽.
- **주치** 간담계질환(담낭염), 흉협통, 요통, 하지통(슬통), 반신불수

13) 광명
- **위치** 비골두 위쪽과 바깥 복사뼈 정점(외과정점)의 사이에서 바깥 복사뼈 정점으로부터 1/3 부위.
- **주치** 안질환, 좌골신경통, 하지운동마비
- **귀반사구** 간과 눈 반사구

14) 자가마사지

(1) 10m 밖의 푸른 나무를 정신을 집중하여 25초간 응시하여 눈 주위의 근육을 이완시켜 피로를 해소한다. 이어서 손바닥을 눈 앞쪽 30cm 정도 되는 곳에 놓고 5초간 응시하고 다시 먼 곳에 있는 푸른 나무를 응시한다. 반복하여 20회 진행한다.

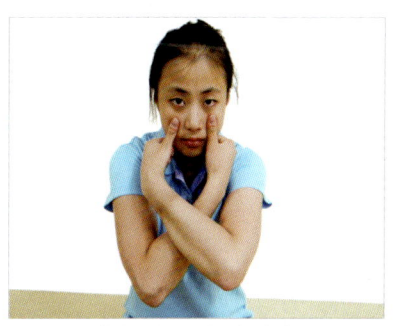

▶그림1 정명, 찬죽, 양백, 사백, 인당, 승읍혈 모지 압박경찰법

(2) 앉은 자세를 취하고 두 눈을 자연스럽게 감는다. 전신을 이완하고 모지 지두로 정명, 찬죽, 양백, 사백, 인당, 승읍혈을 적당한 힘으로 땡땡하고 시큰시큰한 감이 날 정도로 각각 3분씩 누르며 문지른다(그림1).

(3) 귀의 눈과 간 반사구를 취하고 왕불류행(장구채의 씨. 빛이 까맣고 봉숭아의 씨와 같은 데, 풍비·난산·월경 불순·유종·임질 등에 쓰며 젖을 잘 나게 함)을 테이프로 붙이고 매일 3~4회, 각각 2~3분씩 시큰시큰하고 땡땡하며 아프고 저리며 열이 나는 감이 있을 정도로 누른다. 가능한 3~5일 붙여둔다.

(4) 집게로 귓불을 집어 누른다.

15) 대인마사지

(1) 피시술자는 앉은 자세를 취하고 시술자는 시지와 간지를 붙여 시곗바늘이 도는 방향과 그 반대 방향으로 피시술자의 눈 주위를 누른다. 힘은 적당하게 가하고 매 방향은 각각 3바퀴씩 마사지한다(그림2).

(2) 시술자는 양손의 시지 지두로 피시술자의 정명혈을 적당한 힘으로 누르며 문지른다.

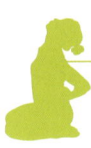

반드시 알아야 할 노인건강 생활

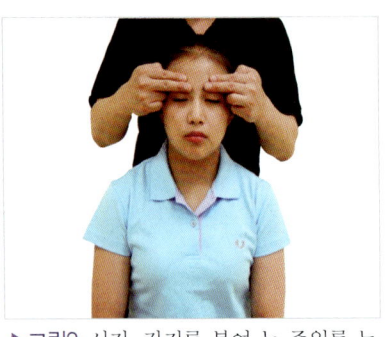
▶그림2 시지, 간지를 붙여 눈 주위를 누른다.

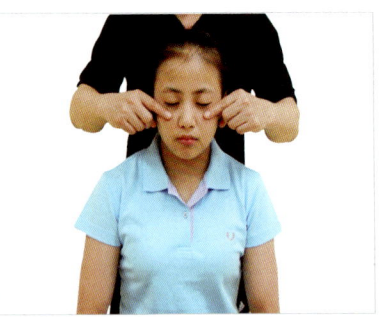
▶그림3 간지 배면으로 상하 눈언저리를 밀어준다.

(3) 시술자는 양손의 시지 지두로 피시술자의 양백혈을 2일 1회로 누르며 문지른다.
(4) 시술자는 시지와 간지로 피시술자의 상하 눈꺼풀을 집어서 문지른다. 빠르게 잡았다 빠르게 내려놓는다. 힘은 적당히 가해야 한다.
(5) 시술자는 간지 배면으로 피시술자의 상하 눈언저리를 밀어준다(그림3). 힘은 적당히 가해야 한다.
(6) 시술자는 양손의 모지로 피시술자의 양측의 경부근육을 누르며 문지른다. 기타 손가락은 턱과 목을 받쳐 약간 위로 들어 올려준다. 누르며 문지르는 힘은 적당해야 한다.
(7) 시술자는 모지 지두로 피시술자의 간유, 신유, 양릉천, 광명혈을 각각 2분씩 누르며 문지른다.

23 치통

▶ **특효혈위** 사백, 거료, 지창, 내관, 공최, 소해, 태양, 하관, 협거, 대영, 풍지, 천주, 예풍, 곡지, 양계, 양곡, 합곡

1) 사백
- **위치** 동공 바로 밑에서 안와(눈구멍) 아래쪽 1cm 밑.
- **주치** 삼차신경통, 부비강염, 안면신경마비, 상치통

2) 거료
- **위치** 상전장골극과 대퇴골대전자의 중앙.
- **주치** 위통, 하복통, 고관절통(주위 연골질환), 요통, 자궁내막염, 방광염

3) 지창
- **위치** 입가(구각)의 외측 1cm.
- **주치** 안면신경마비, 삼차신경통

4) 내관
- **위치** 곡택과 대릉의 사이에서 대릉으로부터 1/6 지점.
- **주치** 구기, 구토, 신경증, 불면증, 위통, 흉통, 중지마비, 건초염

5) 공최
- **위치** 척택과 태연의 사이에서 척택으로부터 4/9 지점.
- **주치** 허약아동, 호흡기질환, 전완통

6) 소해
- **위치** 상완골 내측상과로부터 굽은 쪽으로 1cm 지점.
- **주치** 주통, 이명, 척골신경의 장해, 만성부비강염, 협심증

7) 태양
- **위치** 눈썹 외측 끝과 눈꼬리 중앙에서, 후방으로 약 1촌의 함몰부.
- **주치** 두통, 편두통, 감기, 안면신경마비, 삼차신경통, 안질환

8) 하관
- **위치** 외안각(눈꼬리)과 하악골하악지 뒤쪽 상단과의 중앙 바로 밑에서 협골궁 아래쪽.
- **주치** 삼차신경통, 치통, 안면신경마비, 하악관절통

9) 협거
- **위치** 아래턱 모서리의 앞 상방 1cm.
- **주치** 안면신경마비, 하치통, 삼차신경통

10) 대영
- **위치** 협거혈 앞 0.5치에 위치한 혈위로 족양명위경의 다섯 번째 경혈
- **주치** 대영 혈은 안면의 정액이 흐르는 부위로 안면부의 안정과 표정 관리에 유용한 혈위이며 얼굴의 부종 제거, 얼굴의 혈액순환, 안면 신경마비에 효과적인 혈위

11) 풍지
- **위치** 침골 아래 풍부혈과 수평을 이루며 흉쇄유돌근과 승모근 위의 사이에 있는 패인 곳.
- **주치** 두통, 현훈, 시력장애, 축농증, 코피, 귀울림, 경부통증, 감기, 간질, 중풍, 열병, 학질, 목덜미에 생긴 혹

12) 천주
- **위치** 아문의 높이에서 외방 2cm의 승폭근팽융부 정점 바깥쪽.
- **주치** 어깨결림, 비질환, 고혈압증, 두통, 신경쇠약, 안저출혈, 시력감퇴

13) 예풍
- **위치** 측두골 유양돌기 앞 끝과 하악지의 중앙.

- **주치** 이질환(이통, 이명, 난청), 인통, 안면신경마비, 삼차신경통, 치통, 이관염

14) 곡지
- **위치** 요골두 바깥 위쪽으로부터 팔꿈치 안주름에 따라 내방 1cm.
- **주치** 눈에 관한 병, 피부병 일절, 두·안·견·상지의 병, 치통

15) 양계
- **위치** 수관절의 길게 뻗은 단모지신근건의 패인 곳 가운데.
- **주치** 모지통, 건초염, 수관절통, 두통

16) 양곡
- **위치** 수관절 손등 면 소지 측에서 척골 경상돌기의 아래쪽.
- **주치** 수관절통, 척골신경마비

17) 합곡
- **위치** 손등에서 제1, 2중수골저(底) 아래쪽의 사이.
- **주치** 안면 두부의 동통질환(면정, 두통, 치통 등), 인통

18) 자가마사지

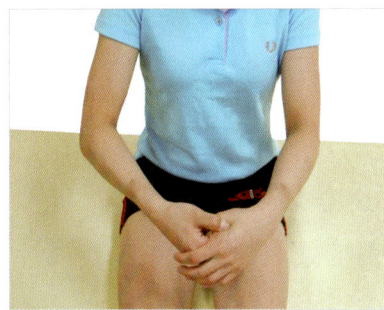
▶그림1 모지 지두로 합곡혈을 누른다.

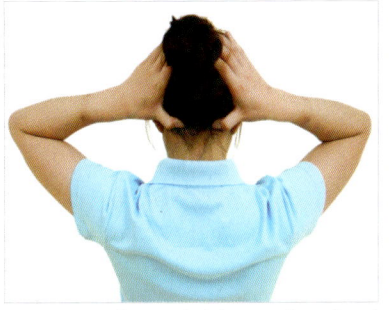
▶그림2 모지로 풍지혈을 누르며 문지른다.

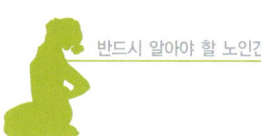
반드시 알아야 할 노인건강 생활

(1) 앉은 자세를 취하고 전신이완한다. 두 눈을 지그시 감고 호흡을 고르게 하며 2분간 정좌한다.
(2) 모지 지두로 반대쪽 합곡혈을 누른다. 힘은 가볍게 시작하며 점차 강하게 1분간 따뜻한 감이 날 정도로 마사지한다(그림1).
(3) 간지 지두로 같은 쪽의 얼굴의 하관, 협거혈을 점차 힘을 가하면서 1분간 누르며 문지른다.
(4) 양손의 모지 지두로 같은 쪽의 풍지혈을 누르며 문지른다. 기타 손가락은 두부 양측에 놓는다. 힘은 적당하게 가하며 1분간 마사지한다(그림2).
(5) 모지 지두로 반대쪽의 소해, 양계혈을 적당한 힘으로 1분간 누른다.
(6) 양손의 수공으로 같은 쪽 얼굴을 누르며 문지른다. 힘은 적당히 가하고 1분간 얼굴에 열이 날 정도로 마사지한다.

19) 대인마사지

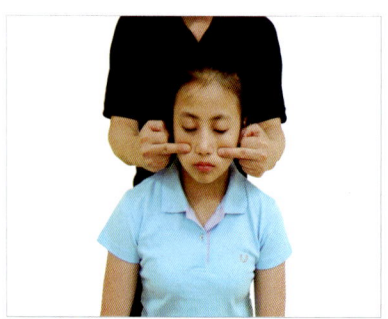
▶그림3 간지 지두로 거료혈을 누른다.

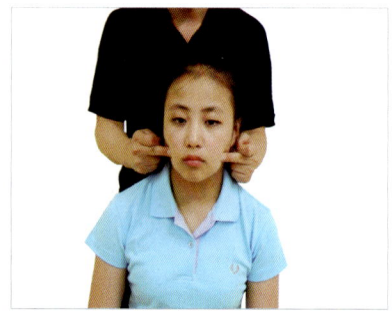
▶그림4 간지 지두로 협거혈을 누른다.

(1) 피시술자는 앉은 자세를 취하고 시술자는 간지 지두로 하관혈을 피시술자가 땡땡하고 시큰시큰할 정도로 1분간 누른다.
(2) 시술자는 간지 지두로 피시술자의 거료혈을 피시술자가 땡땡하고 시큰시큰할 정도로 2분간 누른다(그림3).

(3) 시술자는 간지 지두로 피시술자의 협거혈을 힘을 좀 강하게 가하여 피시술자가 땡땡하고 시큰시큰할 정도로 3분간 누른다(그림4).
(4) 시술자는 양손의 모지 지두로 피시술지의 풍지혈을 피시술자가 땡땡하고 시큰시큰할 정도로 2분간 누른다.
(5) 시술자는 모지 지두로 피시술자의 태양, 내관, 공최, 합곡, 천주, 예풍혈을 각각 3분씩 적당한 힘으로 피시술자가 땡땡하고 시큰시큰할 정도로 누른다.

24 만성비염

▶ **특효혈위** 백회, 풍지, 천주, 대추, 견정(肩井), 대저, 풍문, 폐유, 어요, 태양, 사백, 통천, 인당, 찬죽, 정명, 영향, 천돌, 중부, 합곡, 척택, 곡택

1) 백회
- **위치** 두부 뒷머리 발제(머리털이 나기 시작한 곳)로부터 정중선상 5촌(指寸) 혹은 두 귀의 이첨(耳尖)을 연결한 중앙.
- **주치** 두통, 현훈, 중풍실어, 광증, 탈항, 음정, 불면

2) 풍지
- **위치** 침골 아래 풍부혈과 수평을 이루며 흉쇄유돌근과 승모근 위의 사이에 있는 패인 곳.
- **주치** 두통, 현훈, 시력장애, 축농증, 코피, 귀울림, 경부통증, 감기, 간질, 중풍, 열병, 학질, 목덜미에 생긴 혹

3) 천주
- **위치** 아문의 높이에서 외방 2cm의 증폭근팽융부 정점 바깥쪽.
- **주치** 어깨결림, 비질환, 고혈압증, 두통, 신경쇠약, 안저출혈, 시력감퇴

4) 대추
- **위치** 제7경추극돌기와 제1흉추극돌기의 사이.
- **주치** 두통, 상기도염(감기, 인통, 발열)

5) 견정(肩井)
- **위치** 제7경추극돌기와 견봉각의 중앙.
- **주치** 견배통, 두통, 경견완통, 견관절주위염, 현훈

6) 대저
- **위치** 배내선상에서 제1, 2흉추극돌기 사이의 높이.
- **주치** 대저혈은 뼈의 성장을 촉진하고 기혈 순환을 도와주며 성장호르몬 분비를 더욱 촉진하여 순환기능을 원활

7) 풍문
- **위치** 배내선상에서 제2, 3흉추극돌기 사이의 높이.
- **주치** 감기의 예방과 치료, 어깨결림, 호흡기질환, 비질환

8) 폐유
- **위치** 배내선상에서 제5, 6흉추극돌기 사이의 높이.
- **주치** 호흡기질환(해수, 천명), 비질환, 어깨결림

9) 어요
- **위치** 눈썹의 정중앙.
- **주치** 근시, 급성결막염, 안근마비, 안면신경마비, 안와상신경통

10) 태양
- **위치** 눈썹 외측 끝과 눈꼬리 중앙에서, 후방으로 약 1촌의 함몰부.
- **주치** 두통, 편두통, 감기, 안면신경마비, 삼차신경통, 안질환

11) 사백
- **위치** 동공 바로 밑에서 안와(눈구멍) 아래쪽 1cm 밑.
- **주치** 삼차신경통, 부비강염, 안면신경마비, 상치통

12) 통천
- **위치** 두내선(두유와 정중선의 사이에서 안쪽 1/3을 지나는 선)상에서 백회의 외측점의 전방 1cm.
- **주치** 편두통, 비질환(비폐, 비출혈)

13) 인당
- **위치** 양미간의 중앙.
- **주치** 두통, 현훈, 비염, 감기, 고혈압, 불면, 소아경기

14) 찬죽
- **위치** 눈썹의 안쪽 끝.
- **주치** 안질환, 두통, 신경증, 불면, 고혈압증, 전두신경통

15) 정명
- **위치** 내안각의 안쪽 2mm 부위.
- **주치** 안질환, 삼차신경통

16) 영향
- **위치** 비익점의 높이에서 비진구점.
- **주치** 비폐, 치통, 입 삐뚤어짐, 비즙(콧물)

17) 천돌
- **위치** 정중선상에서 경와의 중앙.
- **주치** 기침, 천명, 호흡곤란, 애성(쉰 목소리), 갑상선질환

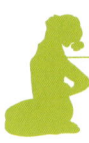

18) 중부
- **위치** 흉외선(오구돌기의 안쪽을 지나는 수직선)상에서 오구돌기 중앙의 높이.
- **주치** 해수, 기관지천식, 감기, 상지권상불능

19) 합곡
- **위치** 손등에서 제1, 2중수골저(底) 아래쪽의 사이.
- **주치** 안면 두부의 동통질환(면정, 두통, 치통 등), 인통

20) 척택
- **위치** 주와횡문상에서 상완이두근건의 엄지 측.
- **주치** 해수, 인통, 폐 질환, 천식

21) 곡택
- **위치** 팔꿈치 안쪽 주름 위에서 상완이두박건의 소지 측.
- **주치** 주관절염, 경완증후군

22) 자가마사지

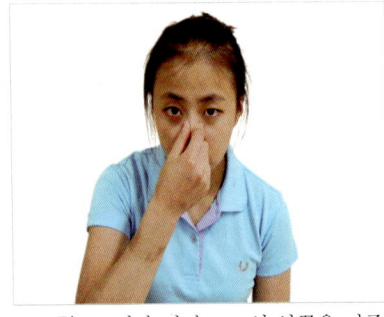

▶그림1 모지와 시지로 코의 양쪽을 마주 하여 잡는다.

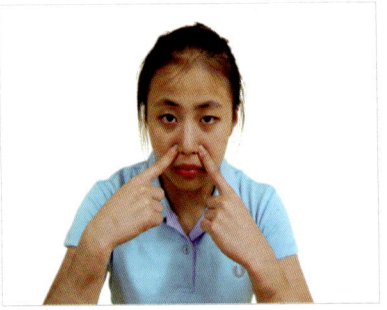

▶그림2 시지로 영향혈을 누르며 문지른다.

⑴ 모지와 시지로 코 양측을 잡고 위에서 아래로 반복하여 문지른다. 힘은 적당하게 가하고 5분간 마사지한다(그림1).
⑵ 시지 지두로 영향혈을 적당한 힘으로 1분간 누르며 문시른다(그림 2).
⑶ 모지로 인당혈을 50회 누르며 밀어준다. 다시 손의 대어제로 앞이마로부터 양측의 태양혈까지 반복하여 20회 밀어준다. 힘은 적당히 가해야 한다.
⑷ 양손의 모지 지두로 중부, 척택, 합곡, 풍지혈을 적당한 힘으로 각각 1분씩 누르며 문지른다.

23) 대인마사지

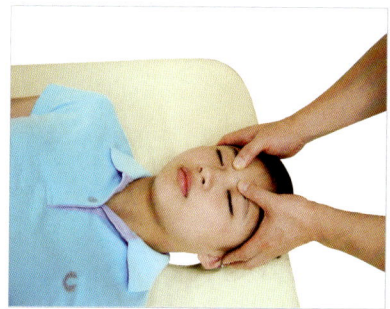

▶그림3 양손의 모지로 인당부터 양측 태양혈까지 누르며 밀어준다.

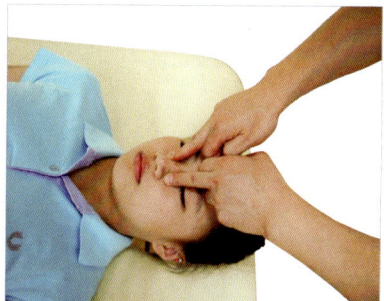

▶그림4 간지로 비익 양측을 마찰한다.

⑴ 피시술자는 반듯이 누운 자세를 취하고 시술자는 양손의 모지 지두로 인당혈로부터 양측의 태양혈까지 누르며 밀어준다. 힘은 좀 강하게 가하고 반복하여 10회 마사지한다(그림3).
⑵ 시술자는 모지로 피시술자의 인당혈로부터 콧마루 양측으로 영향혈까지 반복하여 10회 밀어준다.
⑶ 시술자는 간지 측면으로 피시술자의 비익 양측을 상하로 반복하여

10회 마찰한다(그림4).

(4) 시술자는 모지 지두로 피시술자의 찬죽, 어요, 태양, 사백, 영향, 합곡혈을 적당한 힘으로 각각 3분간 누른다.
(5) 피시술자는 엎드린 자세를 취하고 시술자는 손바닥으로 경부 뒤쪽을 잡고 유념한다. 그리고 등 중앙선 양측을 위에서 아래로 꾸미기를 한다. 반복하여 5회 실시하며 경부 양측의 어깨를 반복하여 5회 유념한다.
(6) 시술자는 양손의 모지로 피시술자의 풍지, 대추, 견정(肩井), 폐유혈을 각각 2분씩 누르며 문지른다.
(7) 시술자는 손바닥 소어제로 척추 양측을 따라 피시술자가 땡땡하고 시큰시큰할 정도로 마찰한다.

25 인후부종통증

▶ **특효혈위** 풍지, 대추, 합곡, 천돌, 인영, 천정(天鼎), 수돌

1) 풍지
- **위치** 침골 아래 풍부혈과 수평을 이루며 흉쇄유돌근과 승모근 위의 사이에 있는 패인 곳.
- **주치** 두통, 현훈, 시력장애, 축농증, 코피, 귀울림, 경부통증, 감기, 간질, 중풍, 열병, 학질, 목덜미에 생긴 혹

2) 대추
- **위치** 제7경추극돌기와 제1흉추극돌기의 사이.
- **주치** 두통, 상기도염(감기, 인통, 발열)

3) 합곡
- **위치** 손등에서 제1, 2중수골저(底) 아래쪽의 사이.
- **주치** 안면 두부의 동통질환(면정, 두통, 치통 등), 인통

4) 천돌
- **위치** 정중선상에서 경와의 중앙.
- **주치** 기침, 천명, 호흡곤란, 애성(쉰 목소리), 갑상선질환

5) 인영
- **위치** 후두부의 융기된 부위 높이에서 총경동맥의 박동부.
- **주치** 기관지천식, 고혈압증, 관절류머티즘

6) 천정(天鼎)
- **위치** 부돌과 결분의 중앙.
- **주치** 경견완통, 견관절주위염, 사각근증후군

7) 수돌
- **위치** 인영과 기사의 중앙의 높이에서, 흉쇄유돌근 앞쪽.
- **주치** 해수, 후두통

8) 자가마사지
(1) 양손의 모지 지두로 인영혈을 가볍게 1분간 누르며 문지른다.
(2) 양손의 모지 지두로 후두결절 양측에 놓고 쇄골상와(鎖骨上窩) 쪽으로 반복하여 20회 밀며 문지른다(그림1).
(3) 모지 지두로 합곡혈을 적당한 힘으로 1분간 누르며 문지른다.
(4) 모지와 시지, 간질로 경부 대추혈과 그 주위를 마주 잡고 당겼다 놓았다 반복하여 30회 진행한다(그림2).

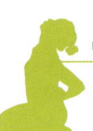

반드시 알아야 할 노인건강 생활

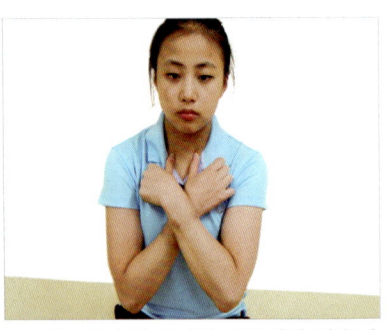

▶그림1 양손의 모지를 후두결절 양측에 놓고 쇄골상와 방향으로 밀며 문지른다.

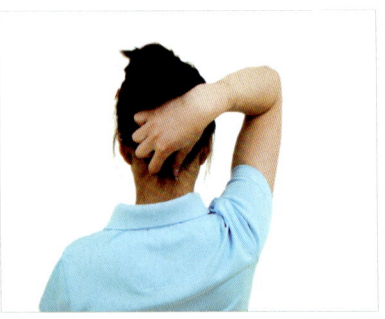

▶그림2 모지와 시지, 간지로 경부 뒤쪽을 마주 잡는다.

(5) 손바닥으로 경부 뒤쪽을 가로 반복하여 따뜻한 감이 날 정도로 30회 마찰한다.

9) 대인마사지

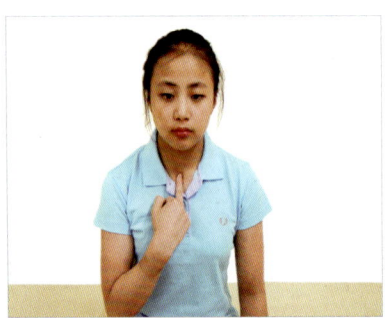

▶그림3 간지 지두로 천돌혈을 누른다.

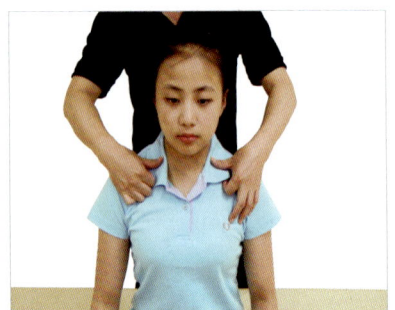

▶그림4 양손의 모지로 천정혈을 누른다.

(1) 피시술자는 앉은 자세를 취하고 시술자는 간지 지두로 수돌, 천돌혈을 누른다. 누를 때 힘은 적당히 가하고 매 혈위는 각각 3분씩 피시술자가 땡땡하고 시큰시큰할 정도로 누른다(그림3).

(2) 시술자는 한 손으로 피시술자의 손목을 잡고 다른 한 손의 모지로 합곡혈을 누른다. 누른 힘은 좀 강하게 가하며 3분간 시술한다.

(3) 시술자는 양손의 모지 지두로 피시술자의 풍지, 천정(天鼎), 인영혈을 적당한 힘으로 각각 3분간 누른다(그림4).

> **건강 노트**: 인후부종통증을 완화시키는 주의사항
>
> 인후부종통증은 인후부가 벌겋게 부으면서 통증이 생기는데 음식물을 삼키기가 불편하고 편도체 주위의 농양 등 증상이 나타난다. 평소 환자는 개인의 음식생활에 주의해야 한다.
> - 규칙적으로 생활리듬을 조절하고 유쾌한 마음을 유지하며 과로를 피해야 한다. 특히 밤늦게까지 일하는 것을 삼가야 한다.
> - 소식을 하고 매운 음식, 기름진 음식, 소화가 어려운 음식은 적게 먹는다. 담백하고 시고 달며 음허를 보하는 음식을 자주 먹는다. 예를 들면 과일, 신선한 야채 등이다. 백모근, 국화, 박하, 멥쌀을 함께 끓여 식용해도 된다.

26 낙침

▶ **특효혈위** 풍지, 천주, 견정(肩井), 천종, 곡원, 고황, 천정(天鼎), 기사, 외관, 합곡, 천용, 신문, 견우

1) 풍지
- **위치** 침골 아래 풍부혈과 수평을 이루며 흉쇄유돌근과 승모근 위의 사이에 있는 패인 곳.
- **주치** 두통, 현훈, 시력장애, 축농증, 코피, 귀울림, 경부통증, 감기, 간질, 중풍, 열병, 학질, 목덜미에 생긴 혹

2) 천주
- **위치** 아문의 높이에서 외방 2cm의 증폭근팽융부 정점 바깥쪽.
- **주치** 어깨결림, 비질환, 고혈압증, 두통, 신경쇠약, 안저출혈, 시력감퇴

3) 견정(肩井)
- **위치** 제7경추극돌기와 견봉각의 중앙.
- **주치** 견배통, 두통, 경견완통, 견관절주위염, 현훈

4) 천종
- **위치** 견갑골삼각의 안쪽과 견봉의 중점을 정하여, 그 중점과 견갑골 하각의 사이에서 상방으로부터 1/3 지점.
- **주치** 상지권상불능, 흉통, 유방통, 유즙분비부족

5) 곡원
- **위치** 견갑골상각의 바로 밑에서, 견갑극의 위쪽.
- **주치** 견관절주위염, 견배통

6) 고황
- **위치** 배외선상에서 제5, 6흉추극돌기 사이의 높이.
- **주치** 위산과다증, 호흡기질환, 흉막염, 견관절주위염, 경견완통

7) 천정(天鼎)
- **위치** 부돌과 결분의 중앙.
- **주치** 경견완통, 견관절주위염, 사각근증후군

8) 기사
- **위치** 소쇄골상와에서, 쇄골의 위쪽.
- **주치** 해수, 인통, 천식

9) 외관
- **위치** 팔꿈치와 양지 사이에서 양지로부터 1/6 지점.
- **주치** 두통, 상완신경통, 완관절통

10) 합곡
- **위치** 손등에서 제1, 2중수골저(底) 아래쪽 사이.
- **주치** 안면 두부의 동통질환(면정, 두통, 치통 등), 인통

11) 천용
- **위치** 아래턱 끝의 뒤쪽.
- **주치** 인통, 경부임파절종창, 측경통

12) 신문
- **위치** 손목 주름에서 소지 측 수근굴근(건)의 엄지 측.
- **주치** 중추신경계의 진정, 협심증, 소아마비, 유뇨, 변비, 척골신경의 아픔과 저림

13) 견우
- **위치** 견봉의 앞 아래쪽.
- **주치** 견관절통, 피부병(습진, 담마진, 양진), 상지의 동통마비
- **귀반사구** 췌장 담낭, 경부 반사구

14) 자가마사지

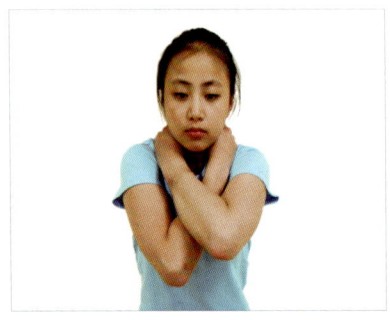
▶그림1 손바닥으로 목을 문지른다.

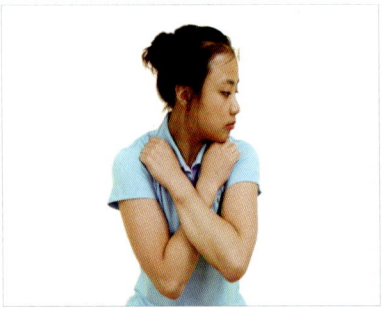
▶그림2 양손은 주먹을 쥐고 양어깨를 두드린다.

(1) 귀에서 신문혈, 경부, 췌장, 담낭 반사구를 찾아 왕불류행이 붙어 있는 테이프를 선택한 혈위에 붙이고 매일 3~4번 누른다. 한번에 매 혈위를 각각 2~3분간 시큰시큰하고 땡땡하며 통증이 있고 저리거나 감이 있을 정도로 누른다. 가능한 3~5일 붙여두는 것이 좋다.

(2) 모지 지두로 합곡, 외관혈을 힘을 강하게 가하여 각각 1분씩 누르며 동시에 경부를 돌려 경부통증을 완화시킨다.

(3) 양손을 교차하여 경부 뒤쪽에 놓고 손바닥으로 천천히 목 양측을 10회 주무르며 따뜻해질 정도로 마사지한다(그림1).

(4) 손바닥 측면으로 가볍게 경부 그리고 견정 부위를 긁는 것처럼 마찰한다. 힘은 적당히 가하고 3분간 마사지한다.

(5) 양손은 주먹을 쥐고 가볍게 반대쪽의 어깨를 두드리고 다시 천천

히 경부를 돌린다. 매번 5분간 진행한다(그림2).

15) 대인마사지

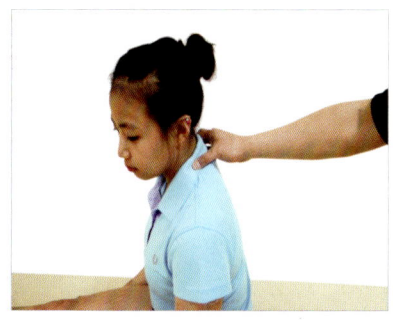
▶그림3 목과 어깨의 통증이 가장 심한 부위를 누른다.

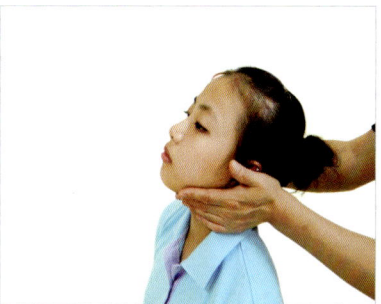
▶그림4 두부, 경부를 들어 올리고 두부를 좌우로 돌린다.

(1) 시술자는 모지 지두로 힘 있게 피시술자의 천주, 풍지혈을 각각 2분간 누르며 문지른다. 동시에 피시술자로 하여금 목을 돌리게 한다.
(2) 시술자는 모지 지두로 힘 있게 피시술자의 천종혈을 등이 땡땡하고 시큰시큰해 하고 상지가 나른하여 무력한 감이 있을 때까지 약 2분간 누르며 문지른다.
(3) 시술자는 모지 지두로 피시술자의 목, 어깨 등 통증이 가장 심한 부위를 누른다. 힘은 처음에는 가볍게 가하고 점차 강하게 가하며 환자가 참을 만한 정도로 누른다(그림3).
(4) 시술자는 양손으로 목과 어깨를 누르며 문지른다. 방향은 위에서 아래로, 중앙에서 옆으로 진행하고, 힘은 가볍게 시작하여 강하게 반복하며 50회 마사지한다. 피시술자의 목과 어깨가 따뜻할 정도로 마사지한다.
(5) 시술자는 양손으로 피시술자의 두부, 경부를 가볍게 들어 올리고 두부를 천천히 좌우로 돌리고 점차 회전하는 빈도를 빠르게 한다.

좌우 느리게 각각 15회 돌린다(그림4).

27 경추질환

▶ **특효혈위** 척택, 신문, 견우, 곡택, 소해, 내관, 대릉, 천종, 천주, 대추, 풍지, 견정(肩井), 곡원, 극천, 곡지, 합곡

1) 척택
- **위치** 주와횡문상에서 상완이두근건의 엄지 측.
- **주치** 해수, 인통, 폐 질환, 천식

2) 신문
- **위치** 손목 주름에서 소지 측 수근굴근(건)의 엄지 측.
- **주치** 중추신경계의 진정, 협심증, 소아마비, 유뇨, 변비, 척골신경의 아픔과 저림

3) 견우
- **위치** 견봉의 앞 아래쪽.
- **주치** 견관절통, 피부병(습진, 담마진, 양진), 상지의 동통마비

4) 곡택
- **위치** 팔꿈치 안쪽 주름 위에서 상완이두박건의 소지 측.
- **주치** 주관절염, 경완증후군

5) 소해
- **위치** 상완골 내측상과로부터 굽은 쪽으로 1cm 부위.
- **주치** 주통, 이명, 척골신경의 장애, 만성부비강염, 협심증

6) 내관
- **위치** 곡택과 대릉의 사이에서 대릉으로부터 1/6 지점.
- **주치** 구기, 구토, 신경증, 불면증, 위통, 흉통, 중시마비, 건초염

7) 대릉
- **위치** 수관절 손바닥 주름에서 엄지 측 수근굴근건과 장장근건 사이.
- **주치** 수관절통, 건초염, 탄발지, 심질환

8) 천종
- **위치** 견갑골삼각의 안쪽과 견봉의 중점을 정하여, 그 중점과 견갑골 하각의 사이에서 상방으로부터 1/3 지점.
- **주치** 상지권상불능, 흉통, 유방통, 유즙 분비 부족

9) 천주
- **위치** 아문의 높이에서 외방 2cm의 증폭근팽융부 정점 바깥쪽.
- **주치** 어깨결림, 비질환, 고혈압증, 두통, 신경쇠약, 안저출혈, 시력 감퇴

10) 대추
- **위치** 제7경추극돌기와 제1흉추극돌기의 사이.
- **주치** 두통, 상기도염(감기, 인통, 발열)

11) 풍지
- **위치** 침골 아래 풍부혈과 수평을 이루며 흉쇄유돌근과 승모근 위의 사이에 있는 패인 곳.
- **주치** 두통, 현훈, 시력장애, 축농증, 코피, 귀울림, 경부통증, 감기, 간질, 중풍, 열병, 학질, 목덜미에 생긴 혹

12) 견정
- **위치** 제7경추극돌기와 견봉각의 중앙.
- **주치** 견배통, 두통, 경견완통, 견관절주위염, 현훈

13) 곡원
- **위치** 견갑골상각의 바로 밑에서 견갑극의 위쪽.
- **주치** 견관절주위염, 견배통

14) 극천
- **위치** 겨드랑이의 중심.
- **주치** 견갑관절주위염, 암내

15) 곡지
- **위치** 요골두 바깥 위쪽으로부터 팔꿈치 안주름에 따라 내방 1cm 지점.
- **주치** 눈에 관한 병, 피부병 일절, 두·안·견·상지의 병, 치통

16) 합곡
- **위치** 손등에서 제1, 2중수골저(底) 아래쪽 사이.
- **주치** 안면 두부의 동통질환(면정, 두통, 치통 등), 인통

17) 자가마사지
⑴ 양손의 모지 지두로 풍지혈을 적당한 힘으로 땡땡하고 시큰시큰하며 저릴 정도로 2분간 누른다.
⑵ 간지 지두로 대추혈을 적당한 힘으로 2분간 누른다(그림1).
⑶ 양손으로 두부를 주무른다. 힘은 점차 강하게 가하며 반복하여 5회 실시한다.

(4) 양손의 간지 지두로 경추 옆을 누른다. 문지르면서 이동한다. 상하를 반복하여 5회 실시한다.
(5) 마사지 기구로 경부를 따뜻할 정도로 마찰한다.
(6) 양손으로 경부 뒤쪽을 고정시키고 앞뒤로 속도가 느리게 신전시킨다.

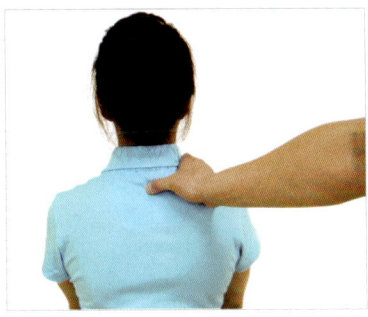
▶그림1 간지 지두로 대추혈을 누른다.

18) 대인마사지

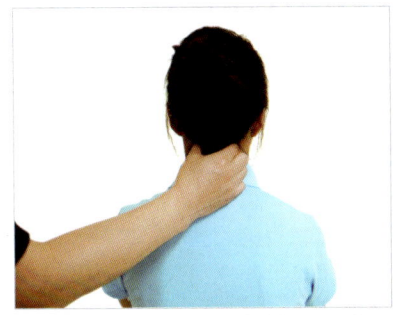
▶그림2 모지 지두로 풍지혈을 누르며 문지른다.

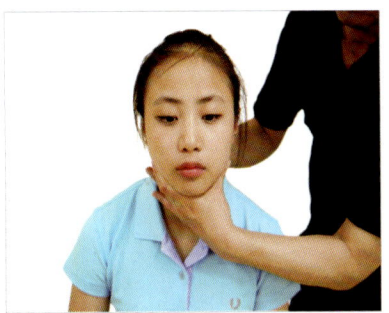
▶그림3 수직 위 방향으로 피시술자의 두부를 견인한다.

(1) 피시술자는 앉은 자세를 취하고 시술자는 우선 양손의 모지 지두로 풍지혈을 2분간 누르고 문지른다. 다음 풍지혈로부터 어깨까지 주무른다. 상하 반복하여 10회 진행한다. 그런 다음 풍지혈을 힘 있게 누른다(그림2).
(2) 시술자는 양손의 모지, 시지 지두로 피시술자의 견정혈을 30회 집어서 문지른다. 다시 시지, 간지, 환지로 경부 중앙선에 있는 경추

반드시 알아야 할 노인건강 생활

극돌기와 양측의 근육을 따라 위에서 아래로 내리누르며 마찰한다. 20회 실시하며 열이 날 정도로 행한다.
(3) 시술자는 양손의 모지 지두로 피시술자의 천종혈을 2분간 누른다. 다시 수근으로 견갑을 2분간 누르며 문지른다.
(4) 시술자는 양손의 모지, 시지 지두로 피시술자의 겨드랑이의 극천혈을 15회 문지른다.
(5) 시술자는 양손의 모지, 시지, 간지 지두로 피시술자의 양측의 경부를 2분간 문지른다.
(6) 시술자는 왼손의 지복으로 턱을 받치고 오른손의 손바닥으로 뒤 경부를 받치고 수직 위 방향으로 피시술자의 두부를 견인한다. 힘은 점차 강하게 가하며 지속하여 3분간 실시한다(그림3).
7) 시술자는 양손의 소어제로 피시술자의 경부와 어깨를 가볍게 두드린다. 그리고 양팔을 잡아당기며 흔들어 준다.

28 견관절주위염(오십견)

▶ **특효혈위** 기사, 운문, 척택, 천주, 대추, 곡원, 풍지, 견정(肩井), 견우, 견료, 천종, 견정(肩貞), 신유, 극천

1) 기사
- **위치** 소쇄골상와에서 쇄골의 위쪽.
- **주치** 해수, 인통, 천식

2) 운문
- **위치** 흉외선상에서 쇄골의 아래쪽.
- **주치** 견관절주위염, 상지권상불능, 해수

3) 척택
- **위치** 주와횡문상에서 상완이두근건의 엄지 측.
- **주치** 해수, 인통, 폐 질환, 천식

4) 천주
- **위치** 아문의 높이에서 외방 2cm의 증폭근팽융부 정점 바깥쪽.
- **주치** 어깨결림, 비질환, 고혈압증, 두통, 신경쇠약, 안저출혈, 시력감퇴

5) 대추
- **위치** 제7경추극돌기와 제1흉추극돌기 사이.
- **주치** 어두통, 상기도염(감기, 인통, 발열)

6) 곡원
- **위치** 견갑골상각의 바로 밑에서 견갑극의 위쪽.
- **주치** 견관절주위염, 견배통

7) 풍지
- **위치** 침골 아래 풍부혈과 수평을 이루며 흉쇄유돌근과 승모근 위의 사이에 있는 패인 곳.
- **주치** 두통, 현훈, 시력장애, 축농증, 코피, 귀울림, 경부통증, 감기, 간질, 중풍, 열병, 학질, 목덜미에 생긴 혹

8) 견정(肩井)
- **위치** 제7경추극돌기와 견봉각의 중앙.
- **주치** 견배통, 두통, 경견완통, 견관절주위염, 현훈

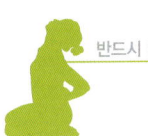
반드시 알아야 할 노인건강 생활

9) 견우
- **위치** 견봉의 앞 아래쪽.
- **주치** 견관절통, 피부병(습진, 담마진, 양진), 상지의 동통마비

10) 견료
- **위치** 견봉의 바깥글 뒤쪽의 바로 아래.
- **주치** 견관절주위염, 상완신경통, 견관절통

11) 천종
- **위치** 견갑골삼각의 안쪽과 견봉의 중점을 정하여, 그 중점과 견갑골 하각의 사이에서 상방으로부터 1/3 지점.
- **주치** 상지권상불능, 흉통, 유방통, 유즙 분비 부족

12) 견정(肩貞)
- **위치** 겨드랑이 주름의 뒤끝으로부터 상방 2cm 부위.
- **주치** 견관절주위염, 상완신경통

13) 신유
- **위치** 배내선상에서 제2, 3요추극돌기 사이의 높이.
- **주치** 신질환, 요통, 생식기질환, 월경부조, 성교불능, 고혈압증, 이명

14) 극천
- **위치** 겨드랑이 안쪽 가운데.
- **주치** 견갑관절주위염, 암내

15) 자가마사지

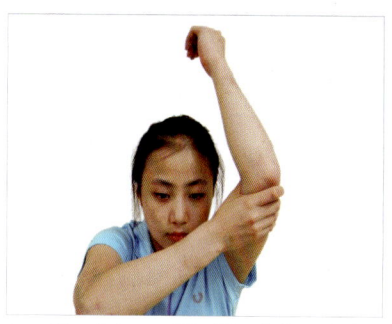 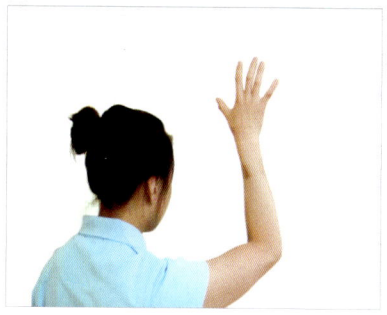

▶그림1 손으로 팔꿈치를 받치고 상하로 움직여 준다.

▶그림2 팔로 벽을 타고 오르는 동작을 한다.

(1) 앉은 자세를 취하고 건강한 쪽 팔의 손바닥을 질환이 있는 어깨에 놓고 시곗바늘이 도는 방향으로 따뜻할 정도로 50회 누르며 문지른다.

(2) 손바닥으로 팔꿈치를 받치고 앞뒤, 상하로 적당한 힘으로 움직여 준다(그림1).

(3) 손바닥으로 팔꿈치를 받치고 천천히 위로 들어준다. 반복하여 10회 실시한다.

(4) 벽에 마주 서서 손가락을 벽에 대고 아래에서 위로 손가락으로 벽을 타고 오르는 동작을 한다. 가능한 동작에 따라 팔을 높게 들어준다(그림2).

16) 대인마사지

(1) 피시술자는 엎드린 자세를 취하고 시술자는 양손의 모지 지두로 천종혈을 누르며 동시에 기타 네 손가락으로 겨드랑이의 극천혈을 받친다. 매 혈위를 각각 5분간 마사지한다.

(2) 시술자는 한 손으로 피시술자의 팔을 받치고 다른 한 손의 모지 지

반드시 알아야 할 노인건강 생활

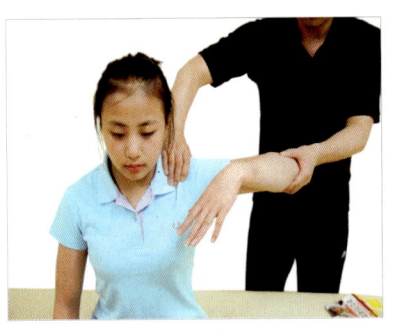

▶그림3 한손으로 피술자의 팔꿈치를 견인하고 다른한 손으로는 견정부위를 눌러주거나 문지른다.

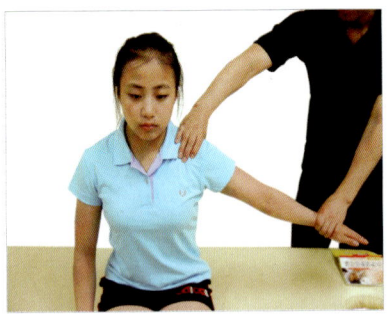

▶그림4 한손으로 피술자의 손목을 잡고 팔을 편 상태에서 다른 한손으로는 견축이나 견정부위에 자극이 가도록 회전을 한다.

두로 견정(肩井), 견우, 견료, 견정(肩貞)혈을 각각 1분씩 적당한 힘으로 누르며 문지른다(그림3).

(3) 시술자는 손가락으로 피시술자의 어깨 뒤의 근육을 주무른다. 모지, 시지로 극천혈을 5회 누른다.

(4) 시술자는 한 손으로 피시술자의 어깨를 잡고 다른 한 손으로 손목을 잡고 견관절을 중심으로 회전운동을 한다. 폭은 작은 데로부터 점차 크게 하며 힘은 적당히 한다(그림4).

(5) 시술자는 양손으로 피시술자의 손목을 잡고 상하, 좌우로 견인하면서 돌린다. 5회 실시한다.

(6) 시술자는 양손을 각각 어깨 앞뒤에 놓고 압박하며 돌린다. 그리고 어깨 주위를 가볍게 두드린다. 반복하여 15회 실시한다.

29 테니스엘보

▶ **특효혈위** 곡지, 수삼리, 곡택, 척택, 협백

1) 곡지
- **위치** 요골두 바깥 위쪽으로부터 팔꿈치 안주름에 따라 안쪽 1cm 부위.
- **주치** 눈에 관한 병, 피부병 일절, 두·안·견·상지의 병, 치통

2) 수삼리
- **위치** 곡지와 양계의 사이에서 곡지로부터 1/6 지점.
- **주치** 상지질환(주통), 비질환, 치통, 설사

3) 곡택
- **위치** 팔꿈치 안쪽 주름 위에서 상완이두박건의 소지 측.
- **주치** 주관절염, 경완증후군

4) 척택
- **위치** 주와횡문상에서 상완이두근건의 엄지 측.
- **주치** 해수, 인통, 폐질환, 천식

5) 협백
- **위치** 상완 천부의 하방 2cm 부위.
- **주치** 견관절주위염, 경완증후군

6) 대인마사지
(1) 피시술자는 앉은 자세를 취한 후 팔꿈치를 자연스럽게 굽히고 시술자는 모지 지두로 통증 부위를 누르며 문지른다(그림1).

반드시 알아야 할 노인건강 생활

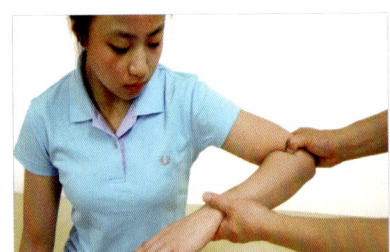

▶그림1 수삼리 모지 압박법

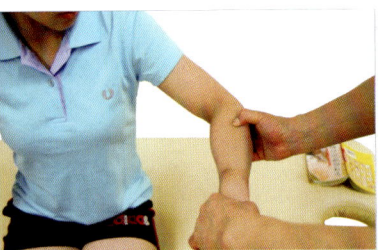

▶그림2 수삼리 곡지혈 모지 압박법

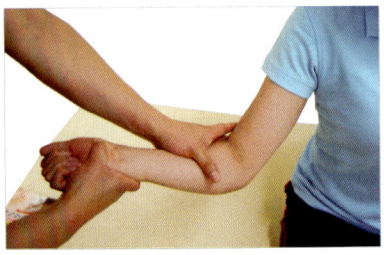

▶그림3 한 손으로 전완을 받치고 다른 한 손으로 손목부터 팔꿈치까지 밀어준다.

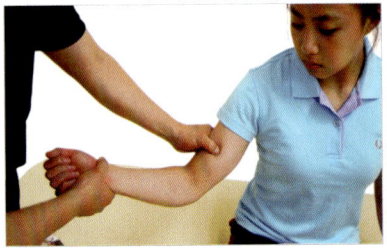

▶그림4 모지 지두로 협백혈을 누른다.

(2) 시술자는 모지 지두로 피시술자의 수삼리, 곡지혈에 힘을 좀 강하게 가하여 3~5분간 누른다. 그리고 혈위 국부를 다시 가볍게 잠깐 누르며 문지르고 마무리한다(그림2).

(3) 피시술자는 질환 부위가 있는 팔꿈치에 주먹을 쥔 다음 안쪽으로 돌리고 시술자는 한 손으로 피시술자의 전완을 받치고 다른 한 손으로 손목부터 팔꿈치까지 10회 주무른다(그림3).

(4) 시술자는 피시술자의 팔꿈치 외측의 통점을 누르며 문지른다. 반복하여 5회 실시한다.

(5) 시술자는 모지 지두로 피시술자의 협백, 척택, 곡택혈을 힘을 좀 강하게 가하여 각각 5분간 땡땡하고 시큰시큰할 정도로 누른다(그림4).

(6) 시술자는 양손으로 피시술자의 팔을 적당한 힘으로 위에서 아래로 반복하여 10회 주무른다.

> **건강 노트**: 테니스엘보의 일상보건
>
> 테니스엘보는 팔꿈치 통증, 손목과 전완의 회전기능장애가 주요한 증상이다. 테니스엘보는 테니스 선수들에게서 흔히 보이는 질환인데 30~60세의 수공노동자, 예를 들면 목수, 도장공이나 중노년 방직여공의 발병률이 매우 높다. 일반적으로 예방조치를 취하면 쉽게 치유될 수 있다.
> - 매번 테니스를 칠 때 테이핑이나 팔꿈치 아대를 사용하여 효과적으로 보호하고, 운동 후에는 팔을 마사지하여 근육을 이완시켜 테니스엘보를 감소시킨다.
> - 급성기에 통증이 심하면 얼음 찜질로 통증을 완화시킬 수 있다. 시간은 10~15분이 적당하며 시간이 오래되면 동상을 입을 수 있다. 부상을 입은 3주 내에 운동을 삼가야 하며 2개월 후면 회복될 수 있다.

30 늑간신경통

▶ **특효혈위** 대추, 견정(肩井), 결분, 전중, 내관, 곡지, 외관, 합곡

1) 대추
- **위치** 제7경추극돌기와 제1흉추극돌기 사이에 있음.
- **주치** 두통, 상기도염(감기, 인통, 발열)

2) 견정(肩井)
- **위치** 제7경추극돌기와 견봉각의 중앙.
- **주치** 견배통, 두통, 경견완통, 견관절주위염, 현훈

3) 결분
- 위치 기호의 바로 위에서 쇄골 위쪽에 있음.
- 주치 인통, 해수, 상지통

4) 전중
- 위치 정중선상에서 흉골경절흔 위쪽과 중정의 사이에 중정으로부터 1/5 부위.
- 주치 심장병, 신경증, 우울증, 천명, 정신병

5) 내관
- 위치 곡택과 대릉의 사이, 대릉으로부터 1/6 지점.
- 주치 구기, 구토, 신경증, 불면증, 위통, 흉통, 중지마비, 건초염

6) 곡지
- 위치 요골두 바깥 위쪽으로부터 팔꿈치 안주름에 따라 내방 1cm 부위.
- 주치 눈에 관한 병, 피부병 일절, 두·안·견·상지의 병, 치통

7) 외관
- 위치 팔꿈치와 양지의 사이에서 양지로부터 1/6 지점.
- 주치 두통, 상완신경통, 완관절통

8) 합곡
- 위치 손등에서 제1, 2중수골저(底) 아래쪽 사이.
- 주치 안면 두부의 동통질환(면정, 두통, 치통 등), 인통

9) 자가마사지
(1) 오른손의 모지 외 네 손가락을 붙인다. 대추혈에 대고 적당한 힘으

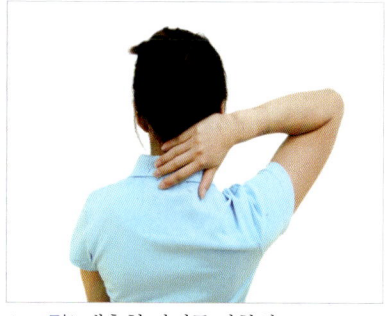
▶그림1 대추혈 사지두 마찰법

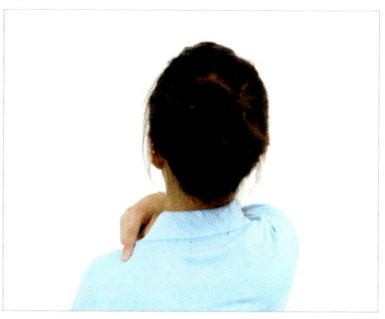
▶그림2 견정혈 시지 압박법

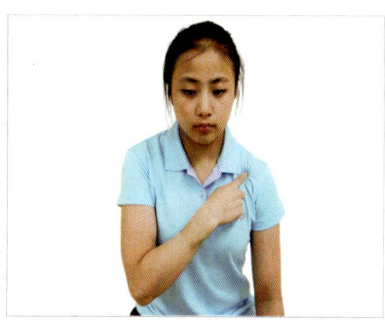
▶그림3 간지로 결분혈을 누르며 문지른다.

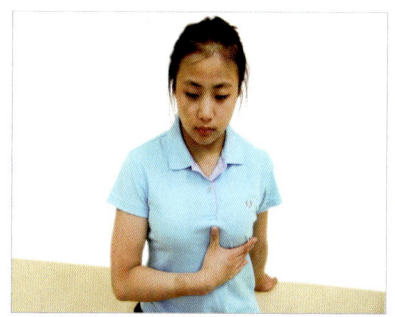
▶그림4 손가락을 벌려 늑간을 밀면서 마찰한다.

　　로 열이 날 정도로 1분간 마찰한다(그림1).
(2) 한 손의 시지 지두를 반대쪽 어깨의 견정(肩井)혈에 놓고 적당한 힘으로 1분간 누르며 문지른다. 양어깨를 번갈아 진행한다(그림2).
(3) 한 손의 모지 지두를 반대쪽 곡지혈에 대고 나머지 네 손가락은 팔꿈치 뒤에 붙이고 적당한 힘으로 1분간 누르며 문지른다. 양쪽을 번갈아 진행한다.
(4) 한 손의 간지와 모지 지두를 각각 반대쪽의 외관혈과 내관혈에 놓고 두 손가락을 마주하여 힘 있게 1분간 누른다. 양측을 번갈아 진행한다.
(5) 한 손의 모지 지점을 반대쪽 합곡혈에 놓고 기타 네 손가락은 손

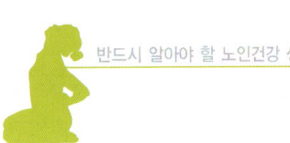

반드시 알아야 할 노인건강 생활

바닥에 붙이고 1분간 적당한 힘으로 땡땡하고 시큰시큰할 정도로 누른다. 양측은 번갈아 진행한다.

(6) 한 손은 반주먹을 쥔 채 간지를 곧게 펴고 간지 지두를 반대쪽 결분혈에 대고 1분간 누르며 문지른다. 힘은 적당히 가하고 어깨가 땡땡하고 시큰시큰할 정도로 마사지한다. 양측을 번갈아 진행한다(그림3).

(7) 양손의 손가락을 짐승의 발 모양으로 하고 지점을 같은 쪽 흉골 옆 늑간에 놓은 후 가슴 중앙선으로부터 늑간을 따라 양옆으로 1분간 밀어준다. 힘은 적당하게 가하고 따뜻한 감이 날 정도로 진행한다(그림4).

(8) 수근으로 시곗바늘이 도는 방향으로 전중혈과 그 주위를 문지른다. 힘은 적당히 가하고 따뜻한 감이 날 정도로 1분간 마사지한다.

31 요통

▶ **특효혈위** 소장유, 방광유, 삼초유, 지실, 신유, 상료, 대장유, 차료, 중완, 천추, 황유, 관원, 위중, 승산, 해계

1) 소장유
- **위치** 배내선(견갑골 안쪽과 정중선과의 중앙을 지나는 수직선)상에서 관원유와 백환유 사이에서 상방으로부터 1/4 지점.
- **주치** 부인과질환(월경불순, 자궁출혈), 슬관절염

2) 방광유
- **위치** 배내선상에서 관원유와 백환유의 정중앙.
- **주치** 요폐, 빈뇨, 전립선비대

3) 삼초유
- **위치** 배내선(견갑골의 안쪽과 정중선의 중앙을 지나는 수직선)상에서 제 1, 2요추극돌기 사이의 높이에 있다.
- **주치** 당뇨병, 위질환, 담석증, 신우염, 부신기능장애

4) 지실
- **위치** 배외선상에서 제2, 3요추극돌기사이의 높이에 있음.
- **주치** 요통, 신질환, 생식기질환(월경부조, 조루), 고혈압증, 하리

5) 신유
- **위치** 배내선상에서 제2, 3요추극돌기 사이의 높이에 있음.
- **주치** 신질환, 요통, 생식기질환, 월경부조, 성교불능, 고혈압증, 이명

6) 상료
- **위치** 제5요추극돌기와 정중선골능 위쪽과의 중앙에 가점을 정해서 가점과 정중선상의 요유의 사이에서 위로부터 1/4, 바깥쪽 2cm 지점.
- **주치** 선골부통, 치질, 골반공내질환(방광염, 자궁내막염), 하지동통

7) 대장유
- **위치** 배내선상에서 제 4, 5요추극돌기 사이.
- **주치** 하리, 변비, 요통, 좌골신경통, 슬관절염

8) 차료
- **위치** 상료와 하료 사이에서 상료로부터 1/3 부위.
- **주치** 치질, 골반공내질환(방광염, 내궁내막염), 하지동통

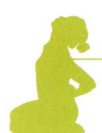
반드시 알아야 할 노인건강 생활

9) 중완
- **위치** 정중선상에서 흉골체하연(명치)과 배꼽의 중앙.
- **주치** 위질환(위통), 식욕부진, 임신입덧, 소화기질환, 당뇨병

10) 천추
- **위치** 복간선(상전장골극 안쪽과 정중선의 중앙을 지나는 수직선)상에서 신궐의 높이에 있음.
- **주치** 대장질환(하리, 배꼽통), 당뇨병

11) 황유
- **위치** 복내선상에서 신궐(배꼽의 중심)의 높이에 있음.
- **주치** 신염, 급성하리, 당뇨병, 복막염

12) 관원
- **위치** 정중선상에서 신궐(배꼽의 중심)과 곡골의 사이에 곡골로부터 2/5 지점.
- **주치** 장질환(설사, 하복통), 월경통, 빈뇨, 성욕감퇴, 불임증

13) 위중
- **위치** 무릎 뒤 주름의 중심.
- **주치** 요통, 좌골신경통, 슬통

14) 승산
- **위치** 유중과 아킬레스건의 후면 중앙(바깥 복사뼈 높이)과의 사이에서 중앙으로부터 하방으로 2cm 부위.
- **주치** 비복근경련, 치질, 좌골신경통, 간헐성파행증

15) 해계
- **위치** 발등의 바깥 복사뼈 정점의 높이에서 엄지발가락 신근건(장모지신근건)의 바깥쪽.
- **주치** 족관절통, 건초염, 족관절염좌

16) 자가마사지

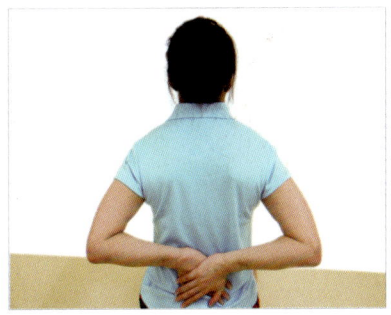

▶그림1 양손을 겹쳐 위에서 아래로 요추 중앙을 마찰한다.

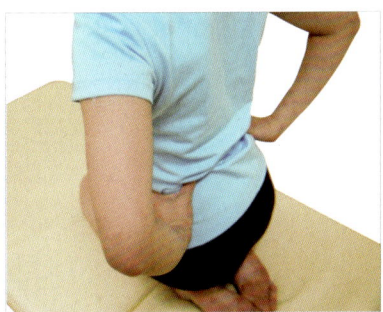

▶그림2 모지로 요안혈을 누른다.

(1) 앉은 자세를 취하고 양손은 주먹을 쥐고 아래에서 위로 굴리면서 허리 주위를 10회 마사지한다. 동시에 두부를 앞뒤로 신전한다. 그리고 양손은 주먹을 쥐고 손바닥이 밖을 향하게 한 후 손등으로 허리를 좌우 각각 30회 가볍게 두드린다.

(2) 양손을 마주 비벼 열을 낸 후 겹쳐 요추 중앙에 놓고 위에서 아래로 30회 밀어준다(그림1).

(3) 양손은 허리를 잡고 모지를 요안에 대고 힘 있게 누르며 회전하면서 문지른다. 우선 시곗바늘이 도는 방향으로 하고 다시 시곗바늘이 도는 반대방향으로 각각 30바퀴씩 누르며 문지른다(그림2).

(4) 양발을 앞으로 펴고 무릎을 굽힌 뒤 동시에 양손으로 허리 근육을 20회 유념한다. 땡땡하고 시큰시큰할 정도로 진행한다.

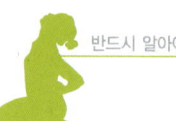

반드시 알아야 할 노인건강 생활

(5) 양손의 수근으로 빠르게 요안 부위를 상하로 반복하여 따뜻할 정도로 15회 마찰한다.

(6) 모지 지두로 인중, 위중혈을 땡땡하고 시큰시큰할 정도로 각각 2분간 누르며 문지른다.

17) 대인마사지

(1) 피시술자는 반듯이 누운 자세를 취한다. 시술자는 한 손으로 피시술자의 발목을 잡고 다른 한 손의 모지 지두로 해계혈을 땡땡하고 시큰시큰할 정도로 3분간 누른다(그림3).

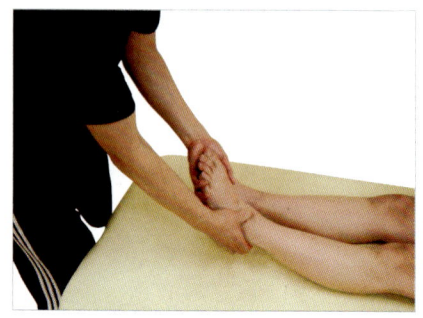

▶그림3 한 손으로 발목을 고정하고 다른 한 손의 모지 지두로 해계혈을 누른다.

(2) 시술자는 양손의 소어제로 위에서 아래로 피시술자의 등쪽 독맥과 척추 양옆을 마찰한다. 힘은 적당히 가하고 반복하여 20회 실시한다.

(3) 시술자는 모지 지두로 피시술자의 신유, 대장유, 승산혈을 각각 3~5분씩 누르며 문지른다.

(4) 시술자는 양손의 모지를 겹쳐 30회 좌우로 누르고 밀면서 피시술자의 척추 양옆 근육을 풀어준다. 그리고 관원혈을 반복하여 30회 누른다.

(5) 시술자는 수근으로 피시술자의 요추, 선추 부위의 근육을 상하로 마찰한다. 그리고 상료혈과 주위를 피부를 누르기를 반복하여 20회 진행한다. 피시술자는 따뜻한 감이 나면 적당하다.

(6) 피시술자는 앉은 자세를 취하고, 시술자는 양손으로 피시술자의 무릎을 마사지한다. 그리고 피시술자로 하여금 가능한 앞으로 상체를 내리누르게 한다.

32 좌골신경통

▶ **특효혈위** 지실, 대장유, 방광유, 삼초유, 신유, 환조, 승부, 풍시, 중독, 양릉천, 광명, 현종, 해계, 내정, 태계, 은문, 위중, 승근, 승산

1) 지실
- **위치** 배외선(견갑골의 안쪽을 지나는 수직선)상에서 제2, 3요추극돌시 사이의 높이에 있음.
- **주치** 요통, 신질환, 생식기질환(월경부조, 조루), 고혈압증, 하리

2) 대장유
- **위치** 배내선상에서 제 4, 5요추극돌기 사이에 있음.
- **주치** 하리, 변비, 요통, 좌골신경통, 슬관절염

3) 방광유
- **위치** 배내선상에서 관원유와 백환유의 중앙에 있음.
- **주치** 요폐, 빈뇨, 전립선비대

4) 삼초유
- **위치** 배내선상에서 제1, 2요추극돌기 사이의 높이에 있음.
- **주치** 당뇨병, 위질환, 담석증, 신우염, 부신기능장애

5) 신유
- **위치** 배내선상에서 제2, 3요추극돌기 사이의 높이에 있음.
- **주치** 신질환, 요통, 생식기질환, 월경부조, 성교불능, 고혈압증, 이명

6) 환조
- **위치** 대퇴골 대전자의 정점으로부터 상방 2cm에 있음.
- **주치** 좌골신경통, 고관절통, 요통

7) 승부
- **위치** 대퇴후면 중선과 둔구와의 교점에 있음.
- **주치** 요통, 좌골신경통, 치질

8) 풍시
- **위치** 대퇴골 대전자 위쪽과 대퇴골 외측의 아래쪽 중앙에 있음.
- **주치** 하퇴외측통, 편마비

9) 중독
- **위치** 대퇴골대전자의 위쪽과 대퇴골 외측과 아래쪽(무릎관절열극)의 사이에서, 아래쪽에서 1/3의 상방 2cm에 있음.
- **주치** 요통, 하복통, 측흉통, 외측대퇴피신경의 장애

10) 양릉천
- **위치** 비골두의 앞 아래쪽에 있음.
- **주치** 간담계질환(담낭염), 흉협통, 요통, 하지통(슬통), 반신불수

11) 광명
- **위치** 비골두 위쪽과 바깥 복사뼈 정점(외과정점)의 사이에서, 바깥 복사뼈 정점으로부터 1/3에 있음.
- **주치** 안질환, 좌골신경통, 하지운동마비

12) 현종
- **위치** 비골두상연(위쪽)과 바깥 복사뼈 정점(외과정점)의 사이에서 외

과정점으로부터 1/5에 있음.
- **주치** 목 뻐근함, 족관절통, 고혈압증

13) 해계
- **위치** 발등의 바깥 복사뼈 정점의 높이에서 엄지발가락 신근건(장모지신근건)의 바깥쪽.
- **주치** 족관절통, 건초염, 족관절염좌

14) 내정
- **위치** 발등에서 제2, 3기절골의 아래쪽 앞의 사이에 있음.
- **주치** 상한 음식 섭취, 위통, 치통

15) 태계
- **위치** 내과(안쪽 복사뼈) 정점의 후방에서 후경골동맥부에 있음.
- **주치** 족저통, 냉증, 종골통, 치통, 간헐성 파행증, 아킬레스건 통증

16) 은문
- **위치** 승부와 위한의 사이에 있음.
- **주치** 좌골신경계, 편마비, 하지운동장애

17) 위중
- **위치** 무릎 뒤 주름의 중심부.
- **주치** 요통, 좌골신경통, 슬통

18) 승근
- **위치** 위중과 아킬레스건의 후면 중앙(바깥 복사뼈 높이)과의 사이에서 위중으로부터 1/3 지점.
- **주치** 좌골신경통, 간헐성파행증

19) 승산
- **위치** 유중과 아킬레스건의 후면 중앙(바깥 복사뼈 높이)과의 사이에서 중앙으로부터 밑으로 2cm 부위.
- **주치** 비복근경련, 치질, 좌골신경통, 간헐성파행증

20) 자가마사지

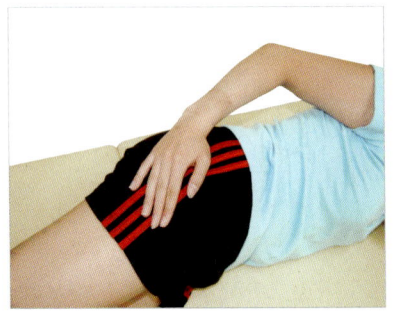
▶그림1 허리와 엉덩이를 마찰한다.

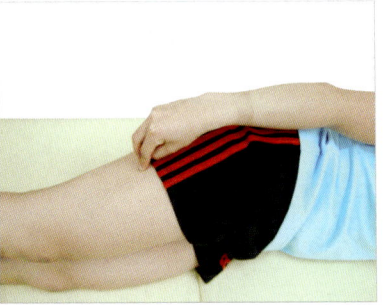
▶그림2 질환 측 대퇴를 손가락으로 찍는다.

(1) 건강한 쪽으로 옆으로 누운 자세를 취하고 아픈 부위 쪽의 손으로 질환 측의 허리와 엉덩이를 문지른다. 위치를 바꾸어 다시 아픈 부위 쪽의 신유혈을 누르며 문지른다(그림1).

(2) 손으로 마찰, 주무르기, 문지르기, 두드리기, 찍기 등 기법을 사용하여 대퇴와 소퇴 뒤쪽과 바깥쪽을 반복하여 20회 마사지한다. 질환 부위가 따뜻할 정도로 실시한다(그림2).

(3) 모지 지두로 환조, 위중, 양릉천, 승산, 태계혈을 각각 5분간 땡땡하고 시큰시큰할 정도로 누른다.

21) 대인마사지

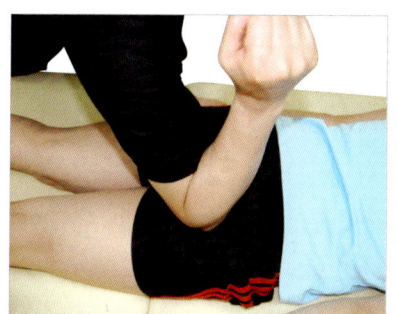 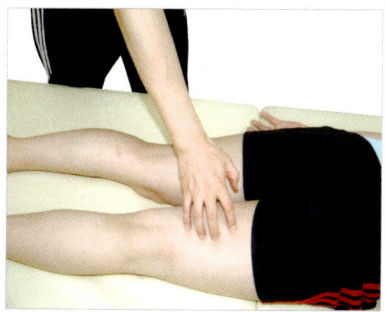

▶그림3 팔꿈치로 환조혈을 누른다. ▶그림4 아래에서 위로 질환 측의 다리 뒷면을 찍는다.

(1) 피시술자는 엎드린 자세를 취하고 시술자는 밀기, 문지르기, 굴리기 등 기법을 사용하여 허리와 엉덩이를 마사지한다. 힘은 적당히 가하고 10분간 마사지한다.
(2) 시술자는 팔을 굽히고 팔꿈치로 피시술자의 엉덩이 환조혈을 누른다(그림3).
(3) 시술자는 수근으로 피시술자의 질환 측의 대퇴, 소퇴 뒷면과 바깥면을 위에서 아래로 20회 열이 날 정도로 누르며 문지른다.
(4) 시술자는 양손의 모지 지두로 피시술자의 승산, 승근, 위중, 풍시혈을 적당한 힘으로 각각 1분씩 누르며 문지른다.
(5) 시술자는 양손의 수장으로 피시술자의 엉덩이, 대퇴, 소퇴를 위로부터 아래로 반복하여 20회 고타한다.
(6) 시술자는 양손의 다섯 손가락을 벌려 지첨으로 아래에서 위로 피시술자의 질환 측의 다리 뒷면, 바깥 면을 반복하여 20회 찌르기를 한다(그림4).

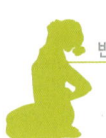

반드시 알아야 할 노인건강 생활

33 관절염

▶ **특효혈위** 혈해, 양구, 해계, 대릉, 태연, 척택, 곡택, 태계, 신맥, 음릉천, 양릉천, 족삼리, 양지, 용천

1) 혈해
- **위치** 충문과 슬개골 위, 안쪽의 사이에서 아래에서 1/6 지점.
- **주치** 슬통, 월경부조, 담마진

2) 양구
- **위치** 슬개골 바깥 위쪽과 음시의 사이에서 음시로부터 1/3 지점.
- **주치** 위장관의 운동을 진정시킨다(복통, 하리), 슬통

3) 해계
- **위치** 발등의 바깥 복사뼈 정점의 높이에서 엄지발가락 신근건(장모지신근건)의 바깥쪽에 있음.
- **주치** 족관절통, 건초염, 족관절염좌

4) 대릉
- **위치** 수관절 손바닥 주름에서 엄지 측 수근굴근건과 장장근건의 사이에 있음.
- **주치** 수관절통, 건초염, 탄발지, 심질환

5) 태연
- **위치** 수관절 손바닥 주름상에서 엄지 측 동맥부에 있음.
- **주치** 수관절염, 류머티즘, 호흡곤란, 건초염

6) 척택
- **위치** 주와횡문상에서 상완이두근건의 엄지 측에 있음.
- **주치** 해수, 인통, 폐질환, 천식

7) 곡택
- **위치** 팔꿈치 안쪽 주름 위에서 상완이두박건의 소지 측에 있음.
- **주치** 주관절염, 경완증후군

8) 태계
- **위치** 내과(안쪽 복사뼈) 정점의 후방에서 후경골동맥부에 있음.
- **주치** 족저통, 냉증, 종골통, 치통, 간헐성 파행증, 아킬레스건의 통증

9) 신맥
- **위치** 외과정점(바깥 복사뼈 정점)의 바로 아래 2cm 부위에 있음.
- **주치** 두통, 족관절통, 현훈

10) 음릉천
- **위치** 경골내측과의 아래쪽에 있음.
- **주치** 슬관절통, 하복통, 식욕부진, 하지부종

11) 양릉천
- **위치** 비골두의 앞 아래쪽에 있음.
- **주치** 간담계질환(담낭염), 흉협통, 요통, 하지통(슬통), 반신불수

12) 족삼리
- **위치** 경골조면의 아래쪽 높이에서 경골 앞쪽으로부터 바깥쪽 2cm에 있음.

- **주치** 위통, 복통, 설사, 통풍, 식욕부진, 비질환, 구토, 만성병, 좌골신경통

13) 양지
- **위치** 수관절 등쪽 주름 중에서 총지신근과 소지신근건 사이에 있음.
- **주치** 손목의 동통, 관절류머티즘, 건초염

14) 용천
- **위치** 발의 제2, 3발가락 사이의 발바닥 앞쪽과 뒤쪽 사이에서 전방으로부터 1/3에 있음.
- **주치** 고혈압증, 신질환, 심계항진, 신경쇠약

15) 대인마사지
(1) 피시술자는 앉은 자세를 취하고 시술자는 이쑤시개 윗부분으로 피시술자의 태연혈을 2분간 누른다. 피시술자가 땡땡하고 시큰시큰할 정도가 적당하다. 이는 손목관절 통증을 완화시킨다(그림1).

(2) 시술자는 모지와 시지로 피시술자의 손가락을 위에서 아래로 하나씩 문지른다. 힘은 적당히 가하고 반복하여 10회 실시한다(그림2).

(3) 피시술자의 손가락의 활동이 원활하지 못하면 모지 지두로 피시술자의 대릉, 양지혈을 적당한 힘으로 각각 5분간 누른다.

(4) 피시술자의 전완이 불편하면 모지 지첨으로 피시술자의 척택, 곡택혈에 힘을 좀 강하게 가하여 각각 5분씩 누른다.

(5) 시술자는 모지 지두로 피시술자의 태연, 해계, 신맥, 용천혈을 각각 3~5분씩 누른다. 이는 발과 발목 통증을 완화시킨다.

(6) 손바닥으로 용천혈을 따뜻할 정도로 반복하여 50회 마찰한다.

(7) 피시술자는 반듯이 누운 자세를 취하고 시술자는 모지, 시지로 무

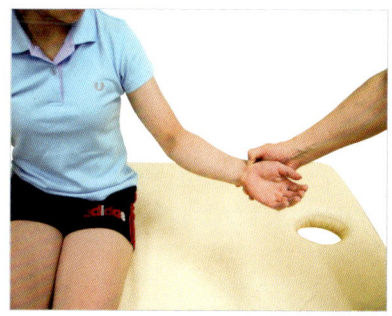
▶그림1 이쑤시개 윗부분으로 태연혈을 누른다.

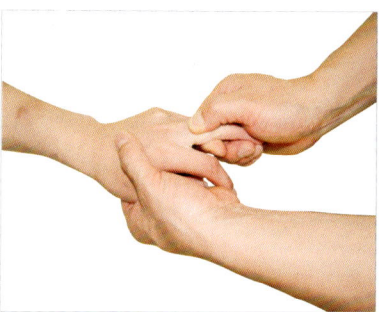
▶그림2 내관혈을 누르며 문지른다.

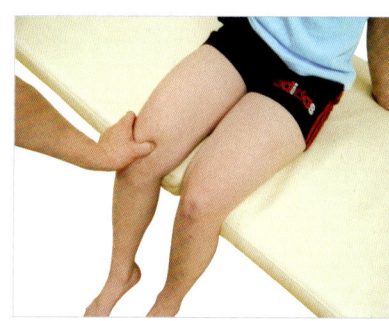
▶그림3 모지 지두로 혈해혈을 누른다.

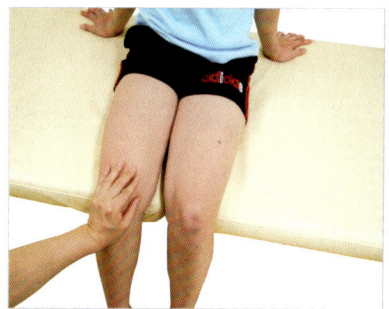
▶그림4 수공으로 슬개골을 덮은 뒤 경미한 운동을 한다.

릎 주위의 압통점을 문지른다. 예를 들면 무릎관절 내측, 슬관절 외측, 슬개골 아래와 무릎 뒤쪽 등이다. 힘은 약한 데로부터 점차 강하게 가하며 또 강한 데부터 약한 데로 1분씩 문지른다. 이는 통점의 염증 흡수를 촉진시키고 유착을 풀어준다.

(8) 시술자는 모지 지두로 피시술자의 혈해, 양구, 음릉천, 양릉천, 족삼리혈을 적당한 힘으로 각각 1분간 땡땡하고 시큰시큰할 정도로 누른다(그림3).

(9) 시술자는 수공으로 피시술자의 슬개골을 누르고 일정한 압력을 유지하는 상황에서 슬개골을 내측, 위측으로 경미하게 운동시킨다.

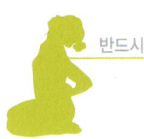

반드시 알아야 할 노인건강 생활

그리고 슬개골을 돌리면서 3분간 회전시킨다. 슬개골이 땡땡하고 시큰시큰하며 따뜻한 감이 날 정도면 적당하다. 힘을 너무 과하게 가하지 말아야 한다(그림4).

(10) 시술자는 모지와 기타 네 손가락을 마주하여 피시술자의 대퇴 앞면의 대퇴직근을 3분간 유념한다. 땡땡하고 시큰시큰할 정도가 적당하다.

(11) 시술자는 수근으로 피시술자의 슬관절 양측으로 대퇴직근으로부터 소퇴의 중하부까지 직선으로 따뜻한 감이 날 정도로 3분간 마찰한다.

34 발목관절 염좌

▶ **특효혈위** 환조, 족삼리, 해계, 삼음교, 태계, 태백, 공손, 양릉천, 현종, 곤륜, 구허

1) 환조
- **위치** 대퇴골 대전자의 정점으로부터 위쪽 2cm 지점.
- **주치** 좌골신경통, 고관절통, 요통

2) 족삼리
- **위치** 경골조면의 아래쪽 높이에서 경골 앞쪽으로부터 바깥쪽 2cm 부위.
- **주치** 위통, 복통, 설사, 통풍, 식욕부진, 비질환, 구토, 만성병, 좌골신경통

3) 해계
- **위치** 발등의 바깥 복사뼈 정점의 높이에서 엄지발가락 신근건(장모

지신근건)의 바깥쪽.
- **주치** 족관절통, 건초염, 족관절염좌

4) 삼음교
- **위치** 음릉천과 안쪽 복사뼈의 사이에서 안쪽 복사뼈의 중심으로부터 1/4의 하방 1cm에서, 경골 뒤쪽의 후방 1cm 지점.
- **주치** 남녀 생식기질환, 월경통, 위장의 이상운동

5) 태계
- **위치** 내과(안쪽 복사뼈) 정점의 후방에서 후경골 동맥부에 있음.
- **주치** 족저통, 냉증, 종골통, 치통, 간헐성파행증, 아킬레스건의 통증

6) 태백
- **위치** 제1중족골두의 안쪽 뒤에 위치.
- **주치** 엄지발가락통풍, 관절통

7) 공손
- **위치** 족부 내측에서 태백의 후방 2cm 지점.
- **주치** 위통, 복통, 하리, 족저통, 두중

8) 양릉천
- **위치** 비골두의 앞 아래쪽에 위치.
- **주치** 간담계질환(담낭염), 흉협통, 요통, 하지통(슬통), 반신불수

9) 현종
- **위치** 비골두상연(위쪽)과 외과정점(바깥 복사뼈 정점)의 사이에서 외과정점으로부터 1/5에 있음.
- **주치** 목 뻐근함, 족관절통, 고혈압증

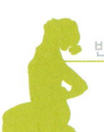

10) 곤륜
- **위치** 바깥 복사뼈 중심의 높이에서 바깥 복사뼈와 아킬레스건의 중심에 있음.
- **주치** 항강, 족관절통, 좌골신경통, 코피, 설사, 두통, 전간, 난산, 소아경기, 하지마비, 슬관절염, 발뒤꿈치 부종통, 요통

11) 구허
- **위치** 발등에서 바깥 복사뼈의 앞 밑에 있음.
- **주치** 족관절통, 관절류머티즘, 흉협통, 항근긴장(목근육)

12) 대인마사지

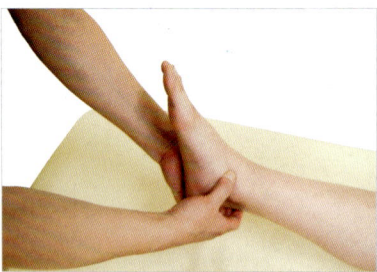

▶그림1 발목관절의 부은 부위를 가볍게 밀어준다.

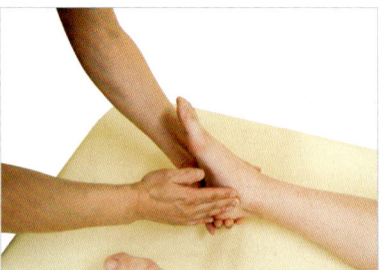

▶그림2 발목관절의 통점을 천천히 문지른다.

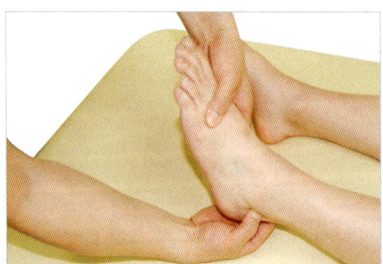

▶그림3 모지 지두로 곤륜혈을 누른다.

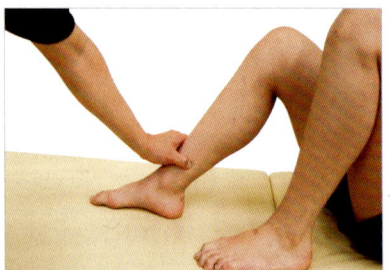

▶그림4 삼음교혈을 누른다.

⑴ 피시술자는 앉은 자세를 취한다. 시술자는 한 손으로 피시술자의 발을 받치고 다른 한 손으로 심장에서 먼 곳으로부터 가까운 곳으로 발목관절의 부은 부위를 매분 60~80의 빈도로 2분간 적당한 힘으로 밀어준다(그림1).
⑵ 피시술자의 발목관절의 아픈 부위를 찾아 시술자는 시지, 간지, 환지를 붙여 통점 주위를 천천히 문지르다가 점차 통점의 중심을 누른다. 힘은 가벼운 데로부터 점차 강하게 가하며 3분간 마사지한다(그림2).
⑶ 시술자는 모지 지두로 피시술자의 환조, 곤륜, 해계, 구허, 현종, 양릉천, 태계, 공손, 태백혈을 적당한 힘으로 각각 2분씩 누른다(그림3).
⑷ 부상 부위의 피하에 어혈이 있으면 피시술자의 삼음교, 족삼리혈을 적당한 힘으로 각각 2분씩 추가하여 누른다(그림4).

건강 노트 : 발목관절 염좌의 외용 묘방

- 대파 적당량을 다져 볶은 뒤 따뜻한 채로 발목관절의 환부에 붙인다. 식은 뒤 다시 새로 볶아 붙인다. 매번 20~40분, 1일 2회씩 실시한다. 발목관절 염좌에 적용된다.
- 오배자 50g, 치자, 생초오, 대황, 천남성 각각 30g, 토별충, 유향, 몰약 각각 20g, 세신 10g을 갈아 분말로 만들고 식초를 적당량 넣어 이겨서 붙인다. 매일 1~2회씩 실시한다. 이는 발목관절 염좌 부종과 통증이 심한 자에게 적용된다.

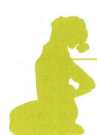

35 발 뒤꿈치 통증

▶ **특효혈위** 삼음교, 중봉, 조해, 태계, 곤륜, 신맥, 용천, 태충

1) 삼음교
- **위치** 음릉천과 안쪽 복사뼈의 사이에서 안쪽 복사뼈의 중심으로부터 1/4의 하방 1cm에서 경골 뒤쪽의 후방 1cm 부위.
- **주치** 남녀 생식기질환, 월경통, 위장의 이상운동

2) 중봉
- **위치** 발등에서 안쪽 복사뼈 아래쪽의 전방 2cm 부위.
- **주치** 요통, 족관절통, 위산과다, 신경증

3) 조해
- **위치** 안쪽 복사뼈 정점의 바로 밑 2cm 지점.
- **주치** 인통, 이질환, 요통, 신질환, 족저통

4) 태계
- **위치** 내과(복사뼈) 정점의 후방에서 후경골동맥부.
- **주치** 족저통, 냉증, 종골통, 치통, 간헐성파행증, 아킬레스건의 통증

5) 곤륜
- **위치** 바깥 복사뼈 중심의 높이에서 바깥 복사뼈와 아킬레스건의 중심.
- **주치** 항강, 족관절통, 좌골신경통, 코피, 설사, 두통, 전간, 난산, 소아경기, 하지마비, 슬관절염, 발뒤꿈치부종통, 요통

6) 신맥
- **위치** 외과정점(바깥 복사뼈 정점)의 바로 아래 2cm 부위.
- **주치** 두통, 족관절통, 현훈

7) 용천
- **위치** 발의 제2, 3발가락 사이의 발바닥 앞쪽과 뒤쪽의 사이에서 전방으로부터 1/3 지점.
- **주치** 고혈압증, 신질환, 심계항진, 신경쇠약

8) 태충
- **위치** 발등의 제1, 2중족골저 앞쪽의 아래.
- **주치** 월경통, 두통, 하지통, 현훈, 간질환, 족저통, 고혈압증

9) 대인마사지
(1) 피시술자는 반듯이 누운 자세를 취하고 시술자는 모지 지두로 발뒤꿈치로부터 중심의 용천혈까지 마사지한다. 힘은 적당하게 5회 반복하여 땡땡하고 시큰시큰할 정도로 마사지한다(그림1).

(2) 시술자는 모지 지두로 피시술자의 삼음교, 중봉, 태충, 조해, 곤륜혈을 적당한 힘으로 땡땡하고 시큰시큰할 정도로 각각 3분씩 누른다.

(3) 시술자는 한 손으로 피시술자의 발목을 고정하고 다른 한 손으로는 마사지봉으로 피시술자의 발뒤꿈치 통점을 두드린다. 그리고 다시 손바닥으로 발뒤꿈치를 열이 날 정도로 마찰한다(그림2).

(4) 피시술자는 엎드린 자세를 취하고 질환 측 무릎을 90도 굽히고 시술자는 모지 지두로 발뒤꿈치 통점을 누른다. 그리고 손바닥으로 족심을 문지른다. 힘은 좀 강하게 가하며 피시술자가 따뜻한 감이 나면 적당하다.

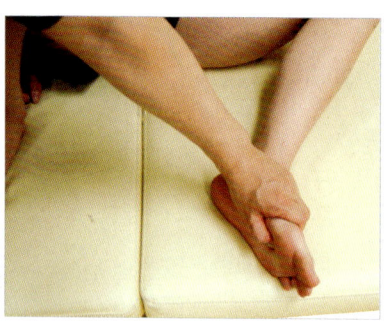
▶그림1 발뒤꿈치로부터 용천혈까지 마사지한다.

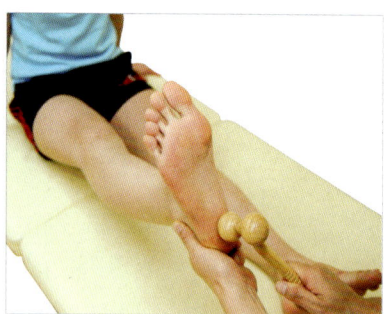
▶그림2 마사지봉으로 발뒤꿈치를 두드린다.

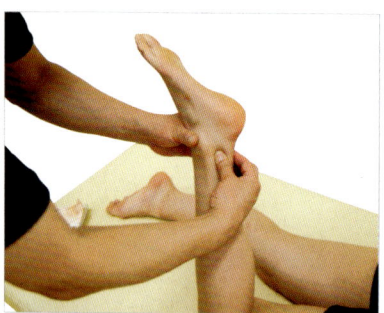
▶그림3 아킬레스건을 따라 발바닥까지 누르며 문지른다.

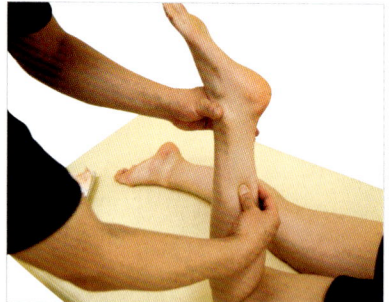
▶그림4 소퇴 비장근을 따라 발뒤꿈치까지 주무른다.

(5) 시술자는 모지 지두로 피시술자의 아킬레스건을 따라 발바닥까지 누르며 문지른다. 힘은 좀 강하게 가하며 따뜻한 감이 날 정도로 반복하여 10회 마사지한다(그림3).

(6) 시술자는 모지, 시지, 간지 지두로 피시술자의 질환 측 소퇴 비장근으로부터 발뒤꿈치까지 주무른다. 적당한 힘으로 따뜻한 감이 날 정도로 반복하여 20회 실시한다(그림4).

36 협심증

▶ **특효혈위** 전중, 극문, 간사, 내관, 태연, 신문, 소부, 지양, 극천, 소충

1) 전중
- **위치** 정중선상에서 흉골경절흔 위쪽과 중정의 사이에 중정으로부터 1/5 부위.
- **주치** 심장병, 신경증, 우울증, 천명, 정신병

2) 극문
- **위치** 곡택과 대릉의 사이에서 중앙의 아래쪽 2cm 지점.
- **주치** 심계항진, 흉막염, 상지통

3) 간사
- **위치** 곡택과 대능의 사이에서 대능으로부터 1/4 지점. 대능으로부터 위로 3촌.
- **주치** 위통, 뇌전증(전간, 간질), 오심, 정신분열증, 히스테리, 심계항진, 치질

4) 내관
- **위치** 곡택과 대릉의 사이에서 대릉으로부터 1/6 지점.
- **주치** 구기, 구토, 신경증, 불면증, 위통, 흉통, 중지마비, 건초염

5) 태연
- **위치** 수관절 손바닥 주름상에서 엄지 측 동맥부에 있음.
- **주치** 수관절염, 류머티즘, 호흡곤란, 건초염

6) 신문
- **위치** 손목 주름에서 소지 측 수근굴근(건)의 엄지 측.
- **주치** 중추신경계의 진정, 협심증, 소아마비, 유뇨, 변비, 척골신경의 아픔과 저림

7) 소부
- **위치** 손바닥에서 제4, 5중수골 사이의 중앙.
- **주치** 탄발지, 관절류머티즘

8) 지양
- **위치** 제7, 8흉추극돌기 사이.
- **주치** 위통, 간염, 기관지천식, 흉막염, 두통, 늑간신경통

9) 극천
- **위치** 겨드랑이 중심.
- **주치** 견갑관절주위염, 암내

10) 소충
- **위치** 제5손가락 소지 측에서 손톱 끝으로부터 상방 2mm.
- **주치** 인사불성, 인두통, 흉통

11) 자가마사지
(1) 매일 아침저녁으로 침대에 누워 전신을 이완시키고 호흡을 고르게 하고 양손은 가슴 앞에서 교차하여 시지, 간지, 환지를 붙이고 겨드랑이를 땡땡하고 시큰시큰할 정도로 마사지한다(그림1).
(2) 모지 지두로 전중혈을 가볍고 느리게 시곗바늘이 도는 방향과 반대 방향으로 각각 30회 누르며 문지른다.

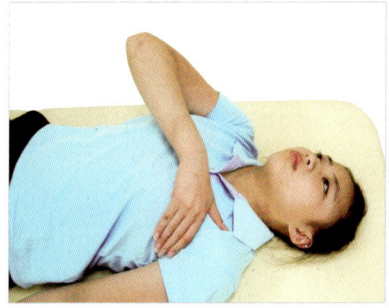
▶그림1 시지, 간지, 환지를 붙여 겨드랑이를 마사지한다.

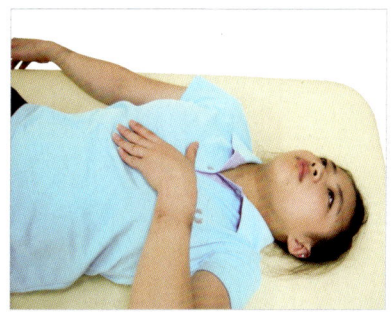
▶그림2 흉골 중앙에서 반대쪽 늑골 사이를 누르며 마찰한다.

(3) 양손의 다섯 손가락을 펴고 가슴 앞 흉골 중앙에서 시작하여 반대측의 늑골 사이를 20회 누르며 마찰한다. 양팔을 굽혀 뒤로 하고 손등으로 등을 30회 두드린다(그림2).

(4) 모지 지두로 내관혈을 누르며 문지른다. 힘은 적당히 가하고 3분 간 마사지한다.

(5) 선 자세로 심호흡을 하며 양팔을 곧게 펴고 앞에서 뒤로 천천히 15회 회전한다.

12) 대인마사지

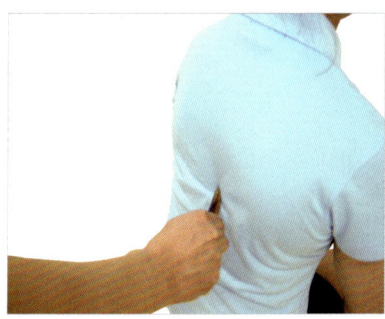
▶그림3 소뿔로 만든 마사지 기구로 지양혈을 누른다.

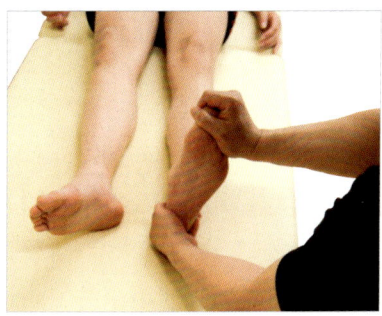
▶그림4 한 손으로 발목을 잡고 바깥쪽으로 30도 벌리고 다른 한 손으로 발등을 굽힌다.

(1) 시술자는 모지와 간지 지첨으로 피시술자의 소지의 소충혈을 누른다. 힘은 적당히 가하고 3~5분간 마사지한다.
(2) 시술자는 마사지 기구로 피시술자의 등 제7경추극돌기 아래에서 지양혈까지 적당한 힘으로 3~5분간 누른다(그림3).
(3) 피시술자는 반 정도 엎드린 자세를 취하고 시술자는 한 손으로 피시술자의 하지를 받치고 위로 30도 들어준다. 다시 바깥쪽으로 30도 벌린다. 다른 한 손으로는 피시술자의 발의 바깥쪽 위를 잡고 발등을 내측으로 굽힌다. 힘은 적당히 가하고 좌우 교체하여 여러 번 진행한다(그림4).

37 열사병

▶ **특효혈위** 천추, 곡택, 내관, 노궁, 인당, 인중, 태양, 풍지, 중충, 십선, 양릉천, 족삼리, 관충, 소충, 합곡

1) 천추
- **위치** 복간선(상전장골극 안쪽과 정중선의 중앙을 지나는 수직선)상에서 신궐의 높이.
- **주치** 대장질환(하리, 배꼽통), 당뇨병

2) 곡택
- **위치** 팔꿈치 안쪽 주름 위에서 상완이두박건의 소지 측.
- **주치** 주관절염, 경완증후군

3) 내관
- **위치** 손목 가로무늬에서 위로 2촌, 곡택과 대릉의 사이에서 대릉으로부터 1/6 지점.

- **주치** 구기, 구토, 신경증, 불면증, 위통, 흉통, 중지마비, 건초염

4) 노궁
- **위치** 손바닥에서 제2, 3중수골 사이의 중앙.
- **주치** 탄발지, 흉통

5) 인당
- **위치** 양미간의 중앙.
- **주치** 두통, 현훈, 비염, 감기, 고혈압, 불면, 소아경기

6) 인중
- **위치** 코와 윗입술 사이에 오목하게 파인 곳의 중앙.
- **주치** 인사불성, 질식, 경풍으로 인한 졸도, 경련

7) 태양
- **위치** 눈썹 외측 끝과 눈꼬리 중앙에서 후방으로 약 1촌의 함몰부.
- **주치** 두통, 편두통, 감기, 안면신경마비, 삼차신경통, 안질환

8) 풍지
- **위치** 풍부와 완골의 사이에서 완골로부터 1/3 지점.
- **주치** 두통, 현훈, 감기, 불면, 시력장애, 항배통

9) 중충
- **위치** 중지의 엄지 측에서 손톱 모서리로부터 상방 2mm.
- **주치** 라이베르병, 중지마비

10) 십선
- **위치** 열 손가락 끝.

- **주치** 쇼크, 혼수, 고열, 열사병, 히스테리, 소아경기, 손끝마비

11) 양릉천
- **위치** 비골두의 앞 아래쪽에 위치.
- **주치** 간담계질환, 담낭염, 흉협통, 요통, 하지통(슬통), 반신불수

12) 족삼리
- **위치** 경골조면의 아래쪽 높이에서 경골 앞쪽으로부터 바깥쪽 2cm.
- **주치** 위통, 복통, 설사, 통풍, 식욕부진, 비질환, 구토, 만성병, 좌골신경통

13) 관충
- **위치** 제4지에서 손톱으로부터 2mm.
- **주치** 두통, 이명, 현훈, 협심증

14) 소충
- **위치** 제5손가락 엄지 측에서 손톱 끝으로부터 상위로 2mm 부위.
- **주치** 인사불성, 인두통, 흉통

15) 합곡
- **위치** 손등에서 제1, 2중수골저(底) 아래쪽의 사이.
- **주치** 안면 두부의 동통질환(면정, 두통, 치통 등), 인통

16) 자가마사지
(1) 환자는 그늘지고 시원하고 통풍이 잘 되는 곳에서 앉은 자세를 취하고 허리를 곧게 편다. 양발은 어깨너비로 벌리고 양손을 겹쳐 아랫배에 놓는다. 두 눈을 감고 호흡을 고르게 조절하며 조용히 2분간 앉아 있는다.

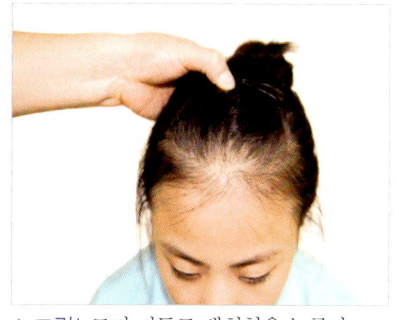
▶그림1 모지 지두로 백회혈을 누른다.

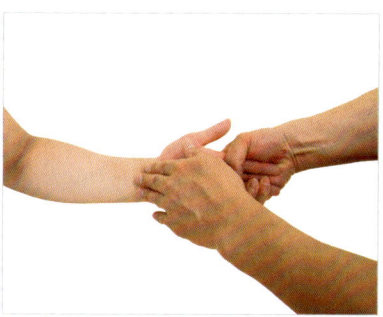
▶그림2 손목을 문지른다.

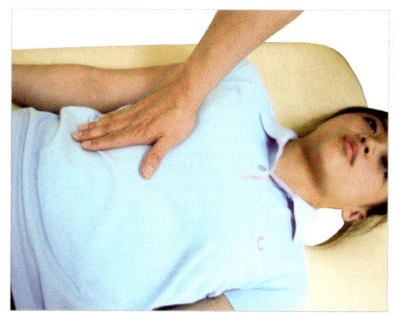
▶그림3 가슴 앞 부위를 문지른다.

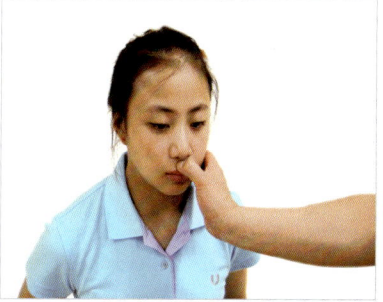
▶그림4 모지 지두로 인중을 누른다.

⑵ 모지 지두로 백회혈을 적당한 힘으로 2분간 누른다(그림1).
⑶ 간지 지두로 태양혈을 적당한 힘으로 3분간 누르며 문지른다.
⑷ 모지와 시지로 합곡혈, 풍지혈을 각각 30회 누른다.
⑸ 양손의 모지 지두로 족삼리혈을 3분간 누르며 문지른다.

17) 대인마사지

⑴ 피시술자는 반듯이 누운 자세를 취한다. 시술자는 소금 한 줌을 쥐고 피시술자의 양손목, 양족심, 양측 늑골, 앞뒤 가슴 부위를 반복하여 붉은 점이 생길 때까지 문지른다(그림3).

⑵ 시술자는 모지 지두로 피시술자의 내관, 합곡, 족삼리혈을 누르며 문지르거나 집어서 누른다. 힘은 좀 강하게 가하고 매 혈위는 각각

3~5분 피시술자가 시큰시큰하고 저리며 땡땡하고 통증을 느낄 정도로 마사지한다.
(3) 증상이 심한 자는 시술자가 대추, 십선, 양릉천, 소충혈을 추가하여 각각 3~5분간 마사지한다.
(4) 시술자는 모지 지두로 피시술자의 인중혈을 2분간 누른다(그림4).

38 소퇴경련

▶ **특효혈위** 방광유, 족삼리, 음릉천, 태계, 승근

1) 방광유
- **위치** 배내선(견갑골의 안쪽과 정중선의 중앙을 지나는 수직선)상에서 관원유와 백환유의 중앙.
- **주치** 요폐, 빈뇨, 전립선비대

2) 족삼리
- **위치** 경골조면의 아래쪽 높이에서 경골 앞쪽으로부터 바깥쪽 2cm 부위.
- **주치** 위통, 복통, 설사, 통풍, 식욕부진, 비질환, 구토, 만성병, 좌골신경통

3) 음릉천
- **위치** 경골내측과 아래쪽.
- **주치** 슬관절통, 하복통, 식욕부진, 하지부종

4) 태계
- **위치** 내과(안쪽 복사뼈) 정점의 후방에서 후경골동맥부.

- **주치** 족저통, 냉증, 종골통, 치통, 간헐성파행증, 아킬레스건 통증

5) 승근

- **위치** 위중과 아킬레스건의 후면 중앙(바깥 복사뼈의 높이)과의 사이에서 위중으로부터 1/3 부위.
- **주치** 좌골신경통, 간헐성파행증

6) 자가마사지

(1) 앉은 자세를 취하고 쥐가 난 다리를 곧게 펴고 양손으로 발바닥을 잡고 시곗바늘이 도는 방향으로 바깥쪽으로 발을 비튼다(그림1).

(2) 발목관절을 회전시킨다. 동작은 이어져야 한다. 예를 들면 왼쪽 다리가 쥐가 나면 시곗바늘이 도는 반대 방향으로 회전시키고 오른쪽 다

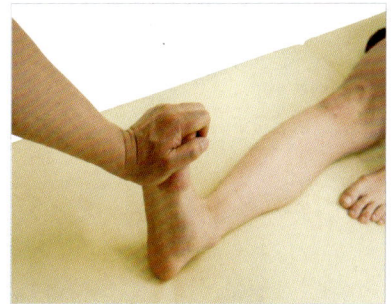

▶그림1 오른발의 앞 발바닥을 꼭 잡고 시곗바늘이 도는 방향으로 바깥쪽으로 발을 비튼다.

리가 쥐가 나면 시곗바늘이 도는 방향으로 회전한다.

(3) 회전 후 소퇴를 대퇴 방향으로 꺾는다. 힘은 좀 강하게 가하고 발바닥은 최대한 위로 향하게 한다.

7) 대인마사지

(1) 소퇴 경련은 급한 상황에서 시술자가 한 손으로 주먹을 쥐고 힘 있게 피시술자의 소퇴 중앙을 두드린다. 쉽게 근육 경련으로 인한 통증을 완화시킨다(그림2).

(2) 피시술자는 엎드린 자세를 취하고 시술자는 모지 지두로 피시술자

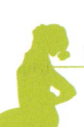

반드시 알아야 할 노인건강 생활

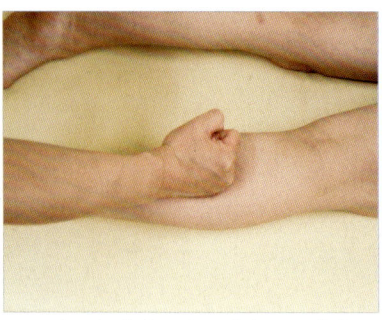

▶그림2 힘 있게 소퇴 중앙을 두드린다.

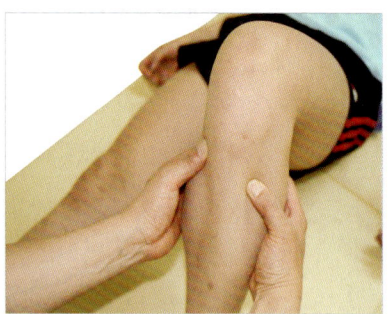

▶그림3 족삼리, 음릉천혈을 누르며 문지른다.

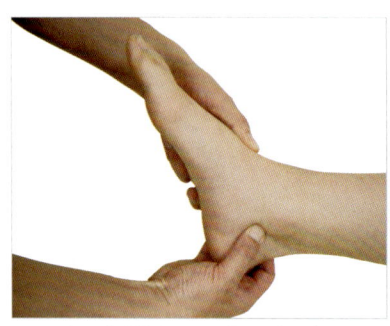

▶그림4 태계혈을 누르며 문지른다.

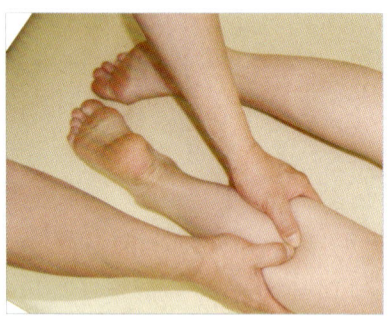

▶그림5 모지, 지두로 승근혈을 누른다.

의 방광유, 족삼리, 음릉천, 태계 등 혈위를 누르며 문지른다. 힘은 좀 강하게 가하고 매 혈위는 각각 3분씩 땡땡하고 시큰시큰할 정도로 누르며 문지른다(그림3, 4).

(3) 피시술자의 소퇴 경련 증상이 완화되었을 때 시술자는 모지 지두로 피시술자의 승근혈을 누른다. 좀 강하게 힘을 가한 채로 3분간 누른다(그림5).

건강 노트 : 적합한 발마사지 시간을 선택한다

발마사지 요법은 자기 직전에 하는 것이 제일 좋다. 발마사지는 수면을 돕기 때문이다. 식전, 식후 40분 내에는 발마사지를 하면 안 된다. 식후 바로 발마사지를 하게 되면 위장의 혈류량이 감소되어 메스꺼움, 구토, 소화불량 등 증상이 생길 수 있다.

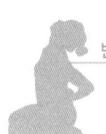

참고문헌

강현희, 「한국 스포츠마사지의 실태 및 발전방향 연구」, 고려대학교대학원 박사학위논문, 2002.
고수성, 「스포츠 마사지의 효과에 관한 고찰」, 울산대학교 산업대학원 석사학위논문, 2006.
김덕영, 「요통환자를 위한 요통체조와 스포츠마사지가 건강에 미치는 영향」, 우송대학교 보건복지대학원 석사학위논문, 2007.
김민선, 「스포츠 마사지가 비만자의 지질대사에 미치는 효과」, 용인대학교 교육대학원 석사학위논문, 2002.
김민형, 「운동 후 스포츠마사지가 혈중 젖산 농도 변화에 미치는 영향」, 우석대학교교육대학원 석사학위논문, 2003.
김영빈, 「스포츠마사지 프로그램이 통풍의 통증평가척도에 미치는 영향」, 체력과학연구, 28권, 2005, 29~43면.
김영빈, 「유형별 스포츠마사지 처치가 심폐기능, 호르몬반응 및 전해질 농도에 미치는 영향」, 원광대학교대학원 석사학위논문, 2000.
김용서, 「고관절 부위와 마사지가 하체 체형 변화에 미치는 영향」, 인제대학교 대학원 석사학위논문, 2009.
김정석, 「스포츠센터 참가주부의 스포츠마사지 경험이 여가만족 및 생활만족에 미치는 영향」, 용인대학교 대학원 석사학위논문, 2000.
남정우, 「마사지 처치가 회복기의 에너지 대사 및 전해질에 미치는 영향」, 전남대학교 교육대학원 석사학위논문, 2001.
노판수, 「스포츠마사지가 장거리 달리기의 경기력과 부상예방 및 피로회복에 미치는 영향」 경희대학교 체육대학원 석사학위논문, 2002.
노판수, 윤우상, 박현, 「스포츠마사지가 장거리 달리기의 경기력과 부상예방 및 피로회복에 미치는 효과」, 체육학논문집, 31권, 2003, 65~74면.
박상욱, 강현희, 「여가활동으로서의 스포츠마사지의 가치 연구」, 한국스포츠리서치, 15권5호, 2004, 839~846면.
박칠성, 「치료적 스포츠마사지가 지연유발근육통의 근손상지표에 미치는 영향」, 동신대학교대학원 석사학위논문, 2008.

배도섭, 「스포츠 마사지가 지연유발근육통(DOMS)에 대한 통증 및 혈중 지질에 미치는 영향」, 한신대학교 스포츠재활과학대학원 석사학위논문, 2008.

배은혜, 「스포츠마사지가 여자 유도선수들의 자율신경변화에 미치는 영향」, 용인대학교대학원 석사학위논문, 2007.

백승현, 「일과성 운동 후 회복기 스포츠마사지가 근기능, 심혈관계기능, 혈중 피로물질 및 전해질 농도에 미치는 영향」, 전북대학교대학원 박사학위논문, 2009.

백승현, 「카이로프랙틱과 스포츠마사지 골반 각의 변위에 의한 요통의 감소에 미치는 영향」, 전북대학교 교육대학원 석사학위논문, 2004.

백승현, 강희성, 공미애, 「운동 후 회복기 스포츠 마사지가 심장 자율신경 활동에 미치는 영향」 운동과학, 16권 3호, 2007, 271~280면.

백승현, 신명희, 황은아, 강희성, 김형준, 「스포츠마사지를 이용한 다리각도와 하지길이의 교정이 요통이 자각 감소에 미치는 영향」, 운동학학술지, 11권 2호, 2009, 55~53면.

백종희, 윤미숙, 박상갑, 권유찬, 채종훈, 「최대운동 후 스포츠마사지가 회복기 심폐기능 및 젖산농도에 미치는 영향」, 한국체육학회지, 40권 3호, 2001, 825~834면.

설륜성, 「스포츠마사지가 무용수 상해예방에 주는 효과 연구」, 전북대학교 대학원 석사학위논문, 2007.

손진수, 「스포츠마사지 처치가 견관절 동통 증후군 환자의 견관절 가동성 향상 및 통증 완화에 미치는 영향」, 고려대학교대학원 석사학위논문, 2002.

송명현, 「신체접촉을 통한 스포츠마사지가 자폐아의 적응행동에 미치는 효과」, 공주대학교 교육대학원 석사학위논문, 2003.

신범철, 육조영, 「Sports Massage의 시술자세와 촉진에 관한 연구」, 한국스포츠리서치, 9(1), 1998.

신종윤, 「최대운동 후 스포츠마사지가 혈중 피로물질 대사에 미치는 영향」, 우석대학교 교육대학원 석사학위논문, 2009.

오동우, 「스포츠마사지 프로그램이 지연유발근육통의 통증과 근육손상지표에 미치는 영향」, 원광대학교대학원 박사학위논문, 2004.

육조영 외, 「스포츠 마사지와 운동요법」, 도서출판 홍경, 1991.

육조영, 「스포츠 마사지와 치료방법론」, 도서출판 홍경, 1992.

육조영, 「스포츠 마사지론」, 도서출판 홍경, 1998.

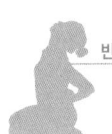

육조영, 「운동후 Stretching과 Sports Massage가 피로회복에 미치는 영향」, 한국스포츠리서치, 9(2), 1998.

육조영, 「피부마사지 요법」, KSIDI 출판부, 1999.

육조영, 「발관리요법」, KSIDI 출판부, 1999.

육조영, 「수면요법」, KSIDI 출판부, 1999.

육조영, 김명기, 이윤근, 임정일, 김석일, 김희선 「스포츠 마사지학」, 도서출판 홍경, 2000.

육조영, 「조깅과 마라톤과 마사지」, 광림출판사, 2013.

이성주, 「최대하운동 후 스포츠마사지가 혈중 피로물질 및 대사 물질에 미치는 영향」, 강릉대학교 대학원 석사학위논문, 2008.

이승열, 유경태, 「최대부하운동 스포츠 마사지가 하지 근력 회복에 미치는 영향」, 운동학학술지, 11권 3호, 2009, 41~51면.

이영동, 「최대운동 후 스포츠마사지가 혈액세포에 미치는 영향」, 조서대학교 교육대학원 석사학위논문, 2003.

전진열, 「카이로프랙틱과 스포츠마사지가 만성요통 환자의 요통자각도와 통증관련 생활요인에 미치는 효과」, 대구가톨릭대학교 일반대학원 석사학위논문, 2008.

정동혁, 「스포츠의학에 있어서 칠적 스포츠마사지에 대한 탐색」, 체력과학연구, 26권 1호, 2003, 83~110면.

정문효, 「최대운동 후 스포츠마사지 처치가 혈액변인과 근통증 자각도에 미치는 영향」, 국민대학교 스포츠산업대학원 석사학위논문, 2001.

조영윤, 「무용전공자를 위한 스포츠마사지 효과 연구: 서울소재 예술고등학교 중심으로」, 경희대학교 대학원 석사학위논문, 2003.

진행미, 황선주, 김창호, 「스포츠마사지가 고등학교 레슬링선수의 순발력과 민첩성에 미치는 영향」, 대학무도학회지, 11권 2호, 2009, 287~298면.

차지현, 「고교 볼링선수들의 경기 중 스포츠마사지가 근 피로회복에 미치는 영향」, 명지대학교 대학원 석사학위논문, 2006.

최경삼, 「스포츠마사지 실시 전 후 신체조성에 미치는 영향」, 부경대학교대학원 석사학위논문, 2003.

최덕성, 「스포츠마사지가 섬유근통증후근 환자의 삶의 질과 통증척도에 미치는 영향」, 원광대학교 대학원 석사학위논문, 2007.

한선주, 「스포츠마사지가 고등학교 레슬링선수의 순발력과 민첩성에 미치는 영향」, 경기대학교 스포츠과학대학원 석사학위논문, 2008.

홍성찬, 박병근, 정동혁, 「이상근증후군에 있어서 치료적 스포츠마사지의 효과」, 체력과학연구. 25권 1호, 2002, 1~18면.

황병관, 「마사지와 스트레칭이 볼링선수들의 체력 훈련과 볼링 경기 후 피로회복에 미치는 영향」, 대구가톨릭대학교 교육대학원 석사학위논문, 2010.

Antoni, M.H., Goodkin, K., Goldstein, V., Laperriere, A., Ironson, G., & Fletcher, M.A.,Coping responses to HIV-1 sorostatus notification predict short-term affective distress and one year immunologic status in HIV-seronegative and seronegative gay men [Abstract]. *Psychosomatic Medicine.* 53, 1991. p.227.

Arkko, P.J., Pakarinen, A.J., & Kari-Koskinen, O.,Effects of whole body massage on serum protein, electrolyte and hormone concentrations, enzyme activites, and hematological parameters. *International Journal of Sports Medicine.* 4, 1983, pp.265~267.

Armstronh, R.B., Warren, C.L., & Wyatt, F., The effects of massage treatment on exercise fatique. *Clinical Sports Medicine.* 1, 1998, pp.189~196.

Balnave, C.D., & Thompson, M.W., Effects of training on eccentric exercise-induced muscle damage. *Journal of Apple Applied Physiology.* 75, 1993, pp.1545~1551.

Barbach, L.,For Each Other Doublenday Anchor Press, 1983.

Barlow, A., Clarke, R., Johnson, B., Seabourne, D., Thomas, & Gal, J., Effect of massage of the hamstring muscle group on performance of the sit and reach test. *Br. J. Sports Med.* 38, 2004, pp.349~351.

Barlow, Y., & Willouby, J., Pathophysiology of soft tissue repair. *Britigh Medicine Bullitin.* 48, 1992, pp.698~711.

Batavia, M., Contraindications for therapeutic massage: do sources agree? *Journal of bodywork and movement therapies.* 8, 2004, pp.48~57.

Berk, L.S., Nieman, D.C., & Youngberg, W.S., The effect of long endurance running on natural killer cells in marathoners. *Medical and Science in Sports and Exercise. 22*, 1990, pp.207~212.

Blalock, J.E., The immune system as a sensory organ. *Journal of Immunoligy. 32*, 1984, pp.1067~1070.

Brahmi, Z., Tomas, J.E., Park, M., & Dowdeswell, I.A.G., The effect of acute exercise on natural killer cell activity of trained sedentary human sebjets. *Journal of Allergy Clinical Immunology. 5*, 1985, pp.321~328.

Cafarelli, E., & Flint, F., The role of massage in preparation for and recovery from exercise. *Sports Medicine. 14*, 1992, pp.1~9.

Callaghan, M.J., The role of massge in the management of the athlete : a review. *British Jurnal of Sports Medicine. 27*, 1993, pp.28~33.

Carroll, K.K., Flynn, M.G., Bodary, P.F., Bushman., Choi, D.H., Weiderman, C.A., Brickmanm, T.M., Brickman, L.E., & Brolinson, B.A., Resistance Training and immune system function of young men. *Medical and Science in Sports and Exercise. 27*, 1995. p.S176.

Clarkon, P.M., & Newham, D.J., Associations between muscle soreness, damage and fatigue. *Advaned Experimental Medical Biology. 384*, 1994. pp.457~469.

Clarkson, P.M., & Sayers, S.P., Etiology of exercise-induced muscle damage. *Canadian Journal of Applied Physiology. 23*, 1999, pp.234~248.

Corbin, L., Safety and efficacy of massage therapy for patients with cancer. *Journal of cancer control. 12(3)*, 2005, pp.158~164.

Crenshaw, A.G., Thornell, L.E., & Friden, J., Intramuscular pressure, torque and swelling in the exercise-induced sore vastus lateralis muscle. *Act Physiology Scandinavian. 152*, 1994, pp.265~277.

Doershuckm, C.M., Allard, M.F., Lee, S., Brumawell, M.L., & Hogg, J.C., Effect of epinephrine on neutrophil kinetics in rabbit lungs. *Journal of Applied Physiology. 63*, 1998, pp.401~407.

Drew, T., Kreider, R., & Drinkard, B., Effects of post-event massage therapy on repeated ultra-endurance cycling. *International Journal of Sports Medicine. 11*, 1990. p.407.

Edward, A.J., Bacon, T.H., Elms, C.A., Verardi, R., Felder, M., & Knight, S.C., Changes in the populations of lymphoid cells in human peripheral blood following physcal exercise. *Clinical Experimental Immunology. 58*, 1984, pp.420~427.

Eisenberg, D.M., Kessler, R.C., Foster, C., Norlock, F.E., Calkins, D.R., & Delbanco, T.L., Unconventional medicine in the United States: Prevalence, coats and patterns of use. *New England Journal of Medicine. 328*, 1993, pp.246~252.

Ernst, E., Does post-exercise massage treatment reduce delayed onset muscle soreness? A systematic review. *British Journal of Sports Medicine. 32(3)*, 1998, pp.212~214.

Ernst, E., Manual therapies for pain Control: Chiropractic and massge. *Clin. J. Pain. 20*, 2004. pp.8~12.

Esperson, G.T., Elback, A., Ernst, E., Toft, E., Kaalund, S., Jersild, C., & Grrunner, N., Effect of physical exercise on cytokines and lymphocyte subpopulation inhnman peripherial blood. *Acta Pathology & Immunology Scandinaviam. 98*, 1990. p.395.

Evans, W., & Cannon, J., Metabolic effects of exercise-induced muscle damage. *Exercise and Sports Science Review. 19*, 1991. p.125.

Faulkner, J.A., Brooks, S.V., & Opiteck, J.A.,Injury to skeletal muscle fibres during contraction:Conditions of occurrence and prevention. *Physiological Therapy. 73*. 1993. pp.911~921.

Ferrell-Torry, A.T., & Glick, O.J., The use of therapeutic massage as a nursing intervention to modify anxiety and the perception of cancer pain. *Cancer Nursing. 16*, 1993, pp.93~101.

Ferry, A., Picard, F., Duvallet, A., Weill, B., & Rieu, M., Changes in blood leukocyte populations induced by acute maximal and chronic submaximal exercise. *European Journal of Applied physiology. 59*, 1990, pp.435~442.

Field, T., Grizzle, N., Scafidi, F., & Schanberg, S., Massge and relaxation therapies' effects on depressed mothers. Manscript under reivew, 1994.

Field, T., Hernandez-Reif, M., Diego, M., Feijo, L., Vera, Y., & Gil, K., Massage therapy by

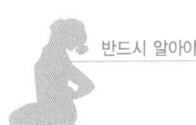

parents improves early growth and development. *Infant behavior & development. 27*, 2004, pp.435~442.

Field, T., Morrow, C., Valdeon, C., Larson, S., Kuhn, C., & Schanberg, S., Massage reduces anxiety in child and aldolesscent psychiatric patients. *Journal of American Academic Child and Adolescent Psychiatry. 31*, 1992, pp.125~131.

Fitts, R.H., Cellulae Mechanisms of muscle fatique. *Physiololgical Review. 74*, 1994. pp.49~94.

Flankiln, G.A. (1993). The role of massage in preparation for and recovery from exercise. *Sports Medicine, 14(1).*

Fraser, J., & Kerr, J.R., Psychophysiological effects of back massage on elderly insstitutionalized patients. *Journal of Advance Nursing. 18*, 1993, pp.238~245.

Fulmer, J.E., The effect of pre-performance massage on frequency in sprinters. *Atheletic Training. 26*, 1994.

Galloway, S.D.R., & Watt, J.M., Massage provision by physiotherapists at major athletics events between 1987 and 1998. *Br. Sports Med. 38*, 2004. pp.235~237.

Goats, G.C., Massage : the scientific basis of an ancient art. Part 1. Yhe techniques. *British Journal of Sports Medicine. 28*, 1994, pp.149~152.

Gupta, S., Goswami, A., Sadhukhan, A.K., & Mathur, D.N., Comparative study of lactate removal in short term massage of extremities, active recovery and a passive recovery period after supramaximal exercise sessions. *International Journal of Sports Medicine. 17(2)*, 1996, pp.106~110.

Hart, J.M., Swanik, C.B., Tierney, R.T., Effects of sport massage on limb girth and discomfort associated with eccentric exercise. *Journal of athletic training. 40(3)*, 2005, pp.181~185.

Hinds, T., Mcewan, I., Perkers, J., Dawson, E., Ball, D., & George, K., Effects of massage on limb and skin blood flow after quadriceps exercise. American college of sports medicine, 2004.

Hoffman-Goetz, L., & Pederson, B.K., Exercise and the immune system; a model of the stress response? *Immunology Today. 15*, 1994, pp.382~387.

Howatson, G., Garze, D., & Someren, K.A., The efficacy of ice massage in the treatment of exercise-induced muscle damage. *Scand J. Med. Sci. Sports. 15*, 2005, pp.416~422.

Howell, J.N., Chleboun, G., & Conatser, R., Muscle stiffness, Strength loss, swelling and soreness following exercise-induced injury in humans. *Journal of Physiology. 464*, 1993, pp.183~196.

Hunt, M.E., Physiotherapy in sports medicine. In : Torg, J.S., Welsh, P.R. & Shephard, R.G.(Eds.). *Current Therapy in Sports Medicine. 2*, 1990, pp.48~50.

Hunter, A.M., Watt, J.M., Watt, V., & Galloway, S.D.R., Effect of lower limb massage on, electromyography and force production of the knee extensors. *Br. J. Sports Med. 40*, 2006. pp.114~118.

Ironson, G., & Field, T., Massage therapy is associated with enhancement of the immune system's cytotoxic capacity. *International Journal of Neuroscience. 84*, 1996. pp.205~217.

Ironson, G., Field, T., Scafidi, F., Hashimoto, M., Kumar, A., Price, A., Goncalves, A., Burman, I., Tetenman, C., Patarca, R., & Fletcher, M.A., Massage therapy is associated with enhancement of the immune system's cytotoxic capacity. *International Journal of Neuroscience. 84*, 2000, p.205.

Ironson, G., Friedman, A., Klimas, N., Antoni, M., Fletcher, M.A., Laperriere, Simonneau, J., & Schniederman, N., Distress, denial and low adherence to behavioral interventions predict faster disease progression in gay men infected with immunodeficiency virus. *International Journal of Behavior Medicine. 1(1)*, 1994, pp.90~105.

Jane, A.D., Richard, R.M., & Sarah, E.C., Effect of massage on serum level of β-endorphin and β-lipotropin in health adults, Physical therapy, 1990.

Jerrilyn, A., Cambron, D.C., M.P.H., Ph.D., Dexheimer, J., L.M.T., & Patrica Coe, D.C., C.M.T. ,Changes in blood pressure after various forms of therapeutic massage: a preliminary study. *The journal of alternative and complement medicine. 12(1)*,

2006, pp.65~70.

Jonhagen, S., Ackermann, P., Eriksson, T., Saartok, T., & Renstrom, P.A.F.H., Sports massage after eccentric exercise. *Am. J. Sports Med. 32(6)*, 2004, pp.1499~1503.

Kaye, A.D., Kaye, A.J., Swinford, J., Baluch, A., Bawcom, B.A., Lambert, T.J., & Hoover, J.M. ,The effect of deep-tissue massage therapy on blood pressure and heart rate. The journal of Alternative and complementary medicine. 14(2), 2008, pp.125~128.

Kendall, A., Hoffman-Goetz, L., Houston, M., & MacNeil, B., Exercise and blood lympocyte subset responses : intensity, duration and subject fitness effects. *Journal of Applied Physiology. 69(1)*, 1990, pp.251~260.

Kiecolt-Glaser, J.K., Glaser, R., Strain, E., Stout, J., Messick, G., Sheppaed, S. Ricker, G., Romisher, S.C., Briner, W., Bonnell, G., & Donnerberg, R., Psychosocial enhancement enhancement of immunocompetence in a geriatric population. *Health Psychology. 4*, 1985. pp.25~41.

Kiecolt-Glaser, J.K., Glaser, R., Strain, E., Stout, J., Tarr, K., Holliday, J., & Specicher, C.E., Modulation of cellular immunity in medical students. *Journal of Behavior Medicine. 9*, 1986. pp.5~21.

Kuipers, H., Exercise-induced muscle damage. *International Journal of Sports Medicine. 15*, 1994, pp.132~135.

Langewitz, W., Ruttiman, S., Laifer, G., Maurer, P., & Kiss, A., The intergration of alternative treatment modalities in hiv ibfection-the patient's perspective. *Journal of Psyhosom Reserch. 38*, 1994, pp.687~693.

Leach, R.E.,Hyperbaric oxygen therapy in sports. *American Journal of Sports Medicine. 26*, 1998, pp.489~490.

Lehn, C., & Prentice, W.E., Massage In Prentice W.E.(ed). Therapeutic Modalities in Sports Medicine. St. Louis, Mosby-Year Book Inc., 1994, pp.335~363.

Lewis, M., & Johnson, M.I., The clinical effectiveness of therapeutic massage for musculoskeletal pain: a systematic review. *Journal of Physiotherapy, 92*, 2006, pp.146~158.

Lewis, R.K., A Physiologic evaluation of the sports massage. *Athletic Training*, 1995, p.26.

Longworth, J.C.D., Psychophysiological effects of back massage in normotensive females. *Advances Nurse Science*. 4, 1982, pp.44~61.

Mackinnon, L.T., Exercise and natural killer cells: what is the relationship? *Sports Medicine*. 7, 1989, pp.141~149.

Mackinnon, L.T., *Exercise & Immunology*. Champaign. IL, Human Kinetics, 1993.

Mackinnon, L.T., & Jenkins, D.G. Decreased salivary immunoglobulins after intense internal exercise before and after training. Medicine and Science in Sports and Exercise. 25, 1993, pp.678~683.

McCarthy, D.A., Snyder, A.C., Foster, C., & Wehrenberg, W.B., The leukocytosis of exercise, a review and model. *Sports Medicine*. 6, 1998, pp.333~363.

McKechnie, G.J.B., Young, W.B., & Behm, D.G., Acute effects of two massage techniques on ankle joint flexibility and power of the plantar llexors. *Journal of Sports Science and Medicine*. 6, 2007, pp.498~504.

Meek, S.S., Effects of slow stroke back massage on relaxation in hospice clients. IMAGE: *Journal of Nursing Scholarship*. 25, 1993, pp.17~21.

Moraska, A., Therapist education lmpacts the massage effect on postrace muscle recovery. University of Colorado at Denver and Health Sciences Center, Denver, Co., 2007.

Mori, H., Ohsawa, H., Tanaka, T.H., Taniwaki, E., Leisman, G., & Nishijo, K., Effect of massage on blood flow and muscle fatigue following isometric lumbar exercise. *Med. Sci. Monit. 10(5)*, 2004, pp.173~178.

Nieman, D.C., Henson, D.A., Gusewitch, G., Warren, B.J., Dotson, R.C., Butterworth, D.E., & Nehlsen-Cannarella, S.L., Physical activity and immune fuction in elderly women. *Medicine and Science in Sports and Exercise*. 25, 1993, pp.823~831.

Nosaka, K., & Clarkson, P.M., Relationship between post-exercise plasma CK elevation and muscle mass involved in the exercise. 25. 1992, pp.823~831.

Nosaka, K., & Clarkson, P.M., Relationship between post-exercise plasma CK elevation and muscle mass involved in the exercise. *International Journal of Sports Medicine*,

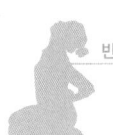

13(6), 1992, pp.471~475.

Oshida, Y., Yamanouchi, K., Hayamizu, S., & Satto, Y., Effect of acute physical exercise on lymphocyte subpopulation in trained and untrained subjects. *International Journal of Sport Medicine. 9,* 1988, pp.137~140.

Pedersen, B.K., Tvede, N., Hansen, F.R., Anderen, V., Bendixen, G., Bendtzen, K., Galbo, Haahr, P.M., Klarlund, K., Sylvest, J., Thomsen, B.S., & Halkjaer-Kristensen, J., Modulation of natural killer cell cativity in peripheral blood by physical exercise. *Scandinabica Journal of Immunology. 27,* 1988, p.673.

Pedersen, B.K., Tvede, N., Klarlund, K., Christensen, L.D., Hansen, F.R., Galbo. H., Kharazmi, A., & kalkjaer-Kristensen, J., Indomethacin in vitro and in abolishes post-exercise supperssion of natural killer cell activity peripheral blood. *International Journal of Sports Medicine. 11,* 1990, pp.127~131.

Prentice, W.E., Therapeutic ultrasound In: Prentice, W.E.(Eds.). Therapeutic Modalities in Sports Medicine(3rd ed.). 1990. pp.255~287. St. Louis: Mosby-Yearbook.

Rinder, A.N., & Sutherland, C.J., An investigation of the effects of massage on quadriceps performance after exercise fatigue. *Complement Therapy of Nurses and Midwifery. 1(4),* 1955, pp.99~102.

Robertson, A., Watt, J.M., & Galloway, S.D.R., Effects of leg massage on recovery from high intensity cycling exercise. *Br. J. Sports Med. 38,* 2008, pp.173~176.

Rodenberg, J.B., Bar, P.R., & De Boer, R.W., Realation between muscle soreness and biochemical and funcional outcomes of eccentric exercise. *Journal of Applied of Applied Physiology. 74,* 1993, pp.2979~2983.

Rodenburg, R.J., & Shek, P.N., Amino acid, dieting, glycogen, muscle injury, overtraining, reactive, and species : Heavy exercise, nutrition and immune funtion. Is there a connection. *International Journal of Sports Medicine. 16,* 1995, pp.491~497.

Russell, M., Massage therapy and restless legs syndrome. Journal of bodywork and movement therapies. 11, 2006, pp.146~150.

Sala Horowitz, Evidence-based indications for therapeutic massage. Alternative &

complementary therapies. 2007, pp.30~35.

Schillinger, A., Koenig, D., Heafele, C., Vogt, S., Heinrich, L., Aust, A., Birnesser, H., & Schmid, A., Effect of manual lymph drainage on the course of serum levels of muscle enzymes after treadmill exercise. *Am. J. Phys. Med. Rehabil. 85(6)*, 2006, pp.516~520.

Sellwood, K.L., Brunkner, P., Williams, D., Nicol, A., & Himman, R., Ice-water immersion and delayed-onset muscle soreness: a randomised controlled trial. *Br. J. Sports Med. 41*, 2007, pp.392~397.

Sherman, K.J., Cherkin, D.C., Kahn, J., Erro, J., Hrbek, A., Deyo, A.R., & Eisenberg, D.M., A survey of training and practice patterns of massage therapists in two US states. *BMC Complementary and Alternative Medicine. 5*, 2005, p.13.

Sherman, K.J., Dixon, M.W., Thompson, D., & Cherkin, D.C., Development of a taxonomy to describe massage treatments for musculoskeletal pain. *BMC complementary and alternative medicine. 6*, 2006, p.24.

Sims, S., Slow stroke back massage for cancer patients. Nursing Times, 82, 1986, pp.47~50.

Smith, L.L., Acute inflammation : The underlying mechanism in delayed onset muscle soreness? *Medicine Science in Sports and Exercise. 23*, 1991, pp.542~551.

Smith, L.L., Keating, M.N., Holbert, D., Spratt, D.J., McCammon, M.R., Smith, S.S., & Israel. The effects of athletic massage on delayed onset muscle soreness, creatine kinase and neutrophil count: A preliminart report. *Journal of Orthopedatric in Sports Medicine and Physical Therapy. 19*, 1994, pp.93~99.

Smith, T.A., & Pyne, D.B., Exercise, training and neutropil function. Exercise Immunology Review. 3, 1997, pp.96~117.

Steves, R., MEd, ATC, PT, Appraising Clinical Studies: A Commentary on the Zainuddin et al and Hart et al Studies. *Journal of Athletic Training. 40(3)*, 2005, pp.186~190.

Tanaka, T.H., Leisman, G., Mori, H., & Nishijo, K., The effect of massage on localized lumbar muscle fatigue. *BCM complementary and Alternative Medicine. 2*, 2002, p.9.

Targan, S., Britvan, L., & Dorey, F., Activation of human NKCC by moderate exercise :

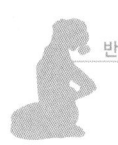

increased frequency of NK cells with enhanced capability of effector target lytic interactions. *Clinical of Experimental Immunology. 45*, 1981, pp.352~361.

Tharp, G.D., & Barnes, M.W., Reduction of salva immunoglobin levels by swim training. *European Journal of Applied Physiology. 60*, 1990, pp.61~64.

Tiidus, P.M., Manual massage and recovery of muscle funtion following exercise : A lietrature review. *Journal of Orthopedic Sports Science and Physical Therapy. 25*, 1997, pp.107~112.

Tiidus, P.M., Radical species in inflammation and overtraining. *Canadian Journal of Physiological Pharmacology. 76*, 1988, pp.533~538.

Tiidus, P.M., & Shoemaker, J.K., Effleurage massage, muscle blood flow and long team post-exercise strength recovery. *International Journal of Sports Medicine. 16*, 1995, pp.478~483.

Viitasalo, J., Nieman, K., & Kaappo, R., Effleurage, Muscle blood flow and long team post-exercise strength recovery. *International Journal of Sports Medicine. 16*, 1995, pp.478~483.

Viitasalo, J., Nieman, K., & Kaappo, R., Warm underwater water-jet massage improves recovery from intense physical exercise. *European Journal of Applied Physiology. 71*, 1995, pp.431~438.

Vindigni, D., Parkinson, L., Walker, B., Rivett, D.A., Blunden, S., & Perkins, J., A community-based sports massage course for Aboriginal health workers. *Aust. Journal Rural Haelth. 13*, 2005, pp.111~115.

Vindigni, D.R., Parkinson, L., Blunden, S., Perkins, J., Rivett, D.A., & Walker, B.K., Aboriginal health in Aboriginal hands: development, delivery and evaluation of a training programme for Aboriginal health workers to pormote the musculoskeletal health of Indigenous people living in a rural community. *Rural and Remote Health. 4*, 2004, p.281.

Weinrich, S.P., & Weinrich, M., The effects of massage on pain in cancer patients. *Applied Nursing Research. 3*, 1990, pp.140~145.

Weltman, D.L., The effects of massage on athletes' cardiorespiratory system. *Soviet Sports Review. 25(1)*, 1991.

Wood, S.A., Morgan, D.L., & Proske, U., Effects of repeated eccentric contractions on structure and mechanical properties of toad sartorius muscle. *American Journal of Physiology. 265*, 1993, p.C792-800.

Zainuddin, Z., Newton, M., Sacco, P., Nosaka, K., Effect of massage on delayed-onset muscle soreness, swelling, and recovery of muscle function. *Journal of athletic training. 40(3)*, 2005, pp.174~180.

Zeitilin, D., Keller, S.E., Shiflett, S.C., Schlerifer, S.J., & Bartlett, J.A., Immunological effects of massage therapy during academic stress. *Psychosomatic Medicine. 62*, 2000, pp.83~87.